你身体哪儿**不舒服**，
我告诉你为什么

[法] 米歇尔·奥多尔（Michel Odoul）/ 著

傅晶燚 / 译

Dis-moioùtu as mal,
je tediraipourquoi

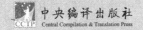
中央编译出版社
CCTP　Central Compilation & Translation Press

图书在版编目（CIP）数据

你身体哪儿不舒服，我告诉你为什么 /（法）米歇尔·奥多尔著；
傅晶燚译 . — 北京：中央编译出版社，2018.1

ISBN 978-7-5117-3441-9

Ⅰ.①你…

Ⅱ.①米… ②傅…

Ⅲ.①常见病－防治

Ⅳ.① R4

中国版本图书馆 CIP 数据核字 (2017) 第 263273 号

你身体哪儿不舒服，我告诉你为什么

出 版 人：葛海彦
出版统筹：贾宇琰
策划编辑：黄海明
责任编辑：廖晓莹
责任印制：刘 慧
出版发行：中央编译出版社
地　　址：北京西城区车公庄大街乙 5 号鸿儒大厦 B 座（100044）
电　　话：（010）52612345（总编室）　　（010）52612313（编辑室）
　　　　　（010）52612316（发行部）　　（010）52612346（馆配部）
传　　真：（010）66515838
经　　销：全国新华书店
印　　刷：北京玥实印刷有限公司
开　　本：880 毫米 ×1230 毫米　1/16
字　　数：85 千字
印　　张：14
版　　次：2018 年 1 月第 1 版
印　　次：2018 年 1 月第 1 次印刷
定　　价：39.80 元

网　　址：www.cctphome.com　　邮　箱：cctp@cctphome.com
新浪微博：@中央编译出版社　　微　信：中央编译出版社（ID:cctphome）
淘宝店铺：中央编译出版社直销店（http://shop108367160.taobao.com）
　　　　　（010）55626985

本社常年法律顾问：北京市吴栾赵阎律师事务所律师　闫军　梁勤
凡有印装质量问题，本社负责调换，电话：（010）55626985

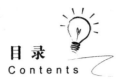

目 录
Contents

前 言   6

自 序   9

CHAPTER 1
哲学论据：什么是生命的戏局？

出生的过程   3

生命之道   4

先天与后天   8

无意识与意识   18

生理性表达   35

精神与心理压力   36

身体与各部位的创伤   38

身体与心理疾病   41

动作倒错（西格蒙德·弗洛伊德式错误）   43

镜像效果   45

CHAPTER 2
怎样连结我们身上的事物？

"人在天地之间"的概念：

　　人体中的阴阳能量　　　　　　　52

能量怎样运作、构成并达到均衡　　63

能量怎样在体内循环？（经脉）　　68

下半身与上半身　　　　　　　　　73

右半边与左半边　　　　　　　　　75

深沉与浮面　　　　　　　　　　　76

连结身体各部分的是什么？（经脉与五行）77

CHAPTER 3
身体的象征信息

身体每个器官或部位的使用 94

身体各部分的作用是什么？ 100

下半身部位 109

上半身部位 131

躯干 152

不同器官的不同作用 153

消化系统 154

呼吸系统 163

泌尿系统 171

循环系统 175

神经系统 178

生殖系统 185

身体其他部分与特殊不适 188

生理或心理残疾 203

结 语 207

前言 ///

在西方的医学理论中，某些特定的疾病可以通过基因特质进行预测。其致病因子的来源有两种：一是天生的（人体白细胞抗原），二是后天的（染色体变异）。依据东方的观点，生命中的障碍由疾病审视过了，引发疾病的能量对人们的意识造成了干扰，进而把某种"恶势力"正在不断扩张的信息传达给我们。

但是，东西方的这两种观点并不矛盾。举个例子，紧张的经验会促使老鼠的染色体发生转变，这也解释了两个拥有完全相同基因特质的人，为什么一位身患重病，而另一位却身体健康。

"基因改造"既复杂又有危险，我们不能让自己深陷其中。而在医疗费用紧缩的时期，为了认识引发疾病的心理能量机制来使自己恢复健康，有一个更简单、更具逻辑性、价格更合理的方式，那就是感觉。

米歇尔·奥杜尔以此为主题写了这本书，对那些想要解读身体语言的人来说，这是一本必备的工具书。通过阅读，我们也许会发现疾病是我们的意识、内在主宰发出的信息，而不是偶然或运气不好。我们也许会发现隐藏在痛苦背后的"深层次的病痛"，这会成为我们成长的助推器。

学习了东方的理论，我们对宏观与微观的心理能量机制已经有所了解，而根据疾病的位置来挖掘其深层次意义是作者想要我们知道的。与偏向疾病等疑难问题有关的经验成果是他展示给我们的。很长时间以来，这一问题是没有被太多人提出疑问的庞大主题，我猜或许是因为被东西方的矛盾结论遮掩了。在本书给出的答案中，我可以找到能启发身为病人时对疾病临床医疗的引导。在我的观念中，它不但正确，而且与西方传统观点相符，和安妮克·德苏·珊奈[1]的观点一致。

不管怎样，这一观点是要付出代价的，为了成长、得到自由，我们就应该肩负起责任，并付出相应的代价。就是因为代价的存在，生命才会意义非凡，但我们绝不能躲在有能力的"拯救者——治疗者"，即医生的背后。

在医生眼中，也许人类就是简单的机械，但我希望这本书能让医生引导人们理解并实现生命的价值。与自己的对立面和解是 21 世纪的重大目标，也许有一天，对抗疗法、顺势疗法、针灸、身心医学与东方医学（至少要包括潜在的哲学原则）能够和谐共存。

——泰瑞 · 麦迪斯基[2]

1: Annick de Souzenelle，精神分析治疗师，荣格学派对其启发极大，著作颇多，以神学、灵性与心理治疗等为主题。

2: Thierry Médynski，顺势疗法与身心医学医生，也是 Montorgueil 出版社出版的《精神分析与世界秩序》的作者之一。

自 序 //

20世纪70年代的一位广播主持人曾说："我们生活的年代是摩登年代。"在我们生活的时代，沟通和沟通工具前所未有的先进、功能强大。"精力十足的经理人"是对现代人形象的最贴切描述，有线或无线电话、iPhone、笔记本电脑、台式机摆在我们的桌子上，它们代表了我们随时可以与全世界进行沟通。

事实上，这一幕看起来并非那样完美，因为大多数情况下，由它们引发的沟通是空洞的、虚无的，只是表面的幻象而已。我敢说，它们都是累赘，是真正交流上的无能得到的补偿。这样做的结果就是越来越多的假象会出现，或使我们战胜了对他人的恐惧。而只需要通过阅读信息或电子邮件等令人惊恐的成功，就可以使自己完全相信。

现在，人类的生活方式与以往大不相同，风靡一时又涵盖万物的媒体、物质至上、消费误区、快节奏的生活等，使得生活与存在、动荡、狂乱等渐渐地被我们杂糅在一起。但事实上，我们心里已经认可了这一切，甚至某些正是因为我们提出了要求，才能得以实现。想要的总是越来越多、越来越快，但我们究竟为什么要做这一切呢？难道是为了在某一天早晨睁开眼睛时，无论我们那时是什么年纪、生病或抑郁与否，都可以确定自己渡过了时间、渡过了生命？

我们之所以不断地满足自己的欲望，是我们的社会氛围、教育体制和某种天赋使然。所以，经营、掌控、主宰、拥有或沟通是我们在成长过程中需要学习的。事实上，其属于盲目的行为，使我们不断地远离自己，甚至使我们的本质变得虚无。而我们要想直面自己，只有经历死亡或疾病。

镜子里有一个悲伤的人，他是谁？身体带给我们的不适感意味着什么？床上躺着一个陌生的存在，他又是什么？但事实上，这个陌生的存在是我们真正的倾吐对象——第一个，也是唯一一个。而这个人就是我们自己，但我们从没有真正与他交流过，或花费时间去认识他！当你知道这一事实后，一定会觉得无法忍受。为了减轻某些疾病的痛感，我们诚恳地请求医生全力以赴，但你不知道的是，这些疾病来自生命与身体绝望的呐喊。这是身体在向我们发出警告，象征着我们的身心已经失衡了。不过我们是听不到的，想要了解它们更是不可能的。

为了短暂地修复这一缺失，本书将试着使我们的耳朵再次打开。

在生活品质及生命整体中，人类将重新找寻自己的位置。在这里，"生活"这一非凡的戏剧和它运作的依据与规则将得到细致的解析。最后，为了全面接收信息并给出应对的策略，痛苦、紧张和所受的罪是我们要认识和理解的。

经过长时间的能量研究，尤其是指压经验不断丰富后，我可以观察到，每个人的身体在什么时候会把自己内心深处的苦处所在告诉主体。事实上，我们深层次的真实、无意识、心灵、灵魂，总是把某些不和谐的问题告诉我们。但我们从来不听，其实也根本听不见，造成这一现象的原因是什么呢？

这是一种"耳聋"现象，其产生的原因有两个。

第一个原因是，当"自然"信息（梦、直觉、预感等）向我们发出信号时，我们没有能力或不想接收。为了让我们清楚地听见，它们变得强而有力（疾病、意外、冲突、死亡等）。

第二个原因是，大多时候，痛苦是无法避免的，但我们没有掌握解析它、阅读它的方法。这些痛苦的作用只是暂时阻止我们内在的不和谐情况，而我们却无法使其彻底改变，因为我们根本不理解它们。究竟该如何解释痛苦呢？没有任何人教过我们。身体与精神被我们破碎的科学区分开了，它似乎成了机器，被解析并研究，有很多医生借此成为了技术娴熟的技师。而我们就像水手，不断地收到摩斯密码，却不知道解码的方法。接连不断的噪音使人感觉烦躁与不便，直到真正对我们造成干扰后才会结束。

我们会让船上的技师暂时关闭系统，严重时可能会切断线路，使表面看起来非常平静。但其实，噪音是在告诉我们船上出现了裂缝，而水正不断渗入船体。

通过阅读本书，我们会学到解读这种语言的方法，以便逐渐理解它。根据我的理解，只是单纯地让你知道身体某处不舒服所象征的意义，会使病情更加严重，这个方法并不科学。我认为，细致地解释它的运作方法同样重要。所以，我把本书分成三个部分，它们之间的界限很清楚。

第一部分，我提出一种普遍哲学，与人类、人类的存在有关，它们被重新置于一个和谐的整体中，各元素连接紧密。心理学把身体与灵魂、意识与无意识连接在了一起，使我们可以更加理解"选择的理由"。

第二部分，中国传统医学的能量体系将成为我的"助手"，人被放回自己的能量环境中，如阴、阳、针灸的能量经脉等。通过能量经脉，我们能知道体内的症候是怎样运行的。

第三部分，也是最后一部分，"屋况检查"将成为主要内容。我会对身体所有部分与器官角色进行简单的讲解。最后，指出某种因素会产生哪种影响，对身体信息代表的意义进行说明。

⫷⫷ CHAPTER 1

哲学论据：什么是生命的戏局？

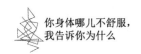
　　身体与精神之间的关联，对于我来说是非常难以理解的。显然，人类应该不断拓展对自身及生命的视野，否则，就难以重视身体的不适与精神创伤之间的关系，甚至根本无法认知其二者的关联性。你可能会认为人体如同机器，在科学技术足够发达的前提下，可以自由更换人体的任何独立零件。如果你抱持这样的观点，那么，在本书中，或者有其他作者表明的身体与精神之间的关联，在你的眼中可能是天方夜谭。

　　问题的症结在于：人体显露出的表征、疾病，以及发生在我们身上的事故，是如何产生连结的，为何会产生连结，这些都无法用机械性的观点去理解。而且，无论在时间上还是空间上，我们的视野都局限于身体的征兆，因此观察领域有限，这导致我们无法找到通往真正原因的途径，只能通过意外事件或者外在元素，如环境、食物、病毒、微生物等，进行分析论证。

　　当人类的视野足够开阔，而且能够全面观察自己的身体，就能够将各种食物之间的连结建立起来。这也就是宗教（拉丁文为 religere，意即连结）的作用：探寻人类真正的，尤其是精神的向度，由此人类或许能够找到存在的根源，抑或是病源。

一 出生的过程

生命产生于一片混沌之中，这是东方的观点。直到今天，不定的混乱、表面的失序才被现代科学所证实，其中量子力学起到了关键作用。而宇宙最原始的秩序状态产生于混沌之后，即太极。众所周知，太极包括阴、阳两仪。其中，两仪在人世间的表现是天（阳）与地（阴）（见第 10 页图 1–1）。

阴阳是两种能量，阴阳物质在不同时空点的结合便产生了"人"，在下文中我们会详谈这一内容。在混沌与无序之中，人类产生了，他只是一道没有定相的能量振动，道家称其为"元神"，其他信仰称其为精神或灵魂。接着，元神将选择女性的阴振（母亲）和男性的阳振（父亲），然后将这三种能量（元神、母亲能量、父亲能量）结合在一起，这时智者才能降生，并于实体中存在。

而更加精细的是降生的程序，我在另一部作品中对这个主题

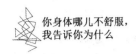

进行了更完整的阐述。在下文中，针对降生在能量层次上的运行规律，我会进行详细的说明。对于我们而言，研究降生程序是怎样依靠先天与后天的概念，并遵循"生命之道"的原则运行，具有非常重要的意义。我非常喜欢由保罗·柯艾略（Paulo Coelho）所著，Anne Carrière 出版的《牧羊少年奇幻之旅》，书中词汇的使用尤其值得称赞，作者称其为"个人行传"，这明晰地表达了生命深邃且发人深省的涵义。

一 生命之道

生命之道是人类生存在世界上时，与之相伴的指导原则。为了方便理解，可以把它想象成电影剧本或赛车手的路线图。身体是特殊的载具，每个人都依靠它在道路上前行。对于载具，东方人给出了非常有意思的比喻。他们说，我们和马车一样，我们身体就像一台四轮马车，它正走在生命之道上，也就是生命的道路上。让我们看看接下来会如何发展。

马车所要行驶的大道是土石大道。和所有的土石路一样，它是凹凸不平的，有土坑、凸起、石块、车辙和路边的壕沟。人生中的难题和矛盾就是路上的土坑、凸起与石块。我们经过学习后形成的既定模式就是车辙。而那深浅不一的壕沟就是规矩，谁都不能跨越，否则会有意外发生。当然，在这条道路上行驶时，也会遇到遮挡视线、云雾缭绕或暴风骤雨的弯道。这就是生命里"如坠云雾"的阶段，此时的我们或者无法看清前路，或者因不能向前看而难以预测前路。

这辆四轮马车由两匹马拉动，白马（阳性、父性情感）在左边，黑马（阴性、母性情感）在右边。它们是各种情绪的象征，并通过表达拉动我们的时机，在生命之道上为我们指引前路。我们的心理和意识是驾驶马车的车夫。马车有四个车轮，前两个车轮（双手）指引方向，或暗示车夫前进的方向；后两个车轮（双脚）负责运送物品，因为它们比前两个车轮大。马车里面坐着我们看不到的乘客，其是人的内在主宰，是人类无意识与意识的投影。

当马车在生命之道上行驶时，车夫看起来是掌舵人，当然只是看起来而已，因为就算马车是由他驾驶的，而实际掌握方向的却是乘客。后文中，我们会在讲到先天、无意识，以及先由元神，再由释神建立的决定等篇章时，再进行具体解释。我们的意识，也就是车夫驾驶着马车前进。所以，这段旅程（存在）的舒适度就由他的警觉性与驾驭（坚定但温和）等因素决定。如果他对马（各

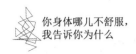

种情绪）的态度很粗暴，甚至伤害它们，马就会躁动不安，也许会不受控地脱缰，进而发生意外，就像我们有时会产生不稳定情绪，这会导致我们做出不理智的甚至危险的行为。如果车夫驾驶时过于放松，缺乏应有的警觉，车身就会陷入车辙（例如重走父母的老路）而重蹈覆辙，掉进前人曾掉进的壕沟。同样，如果车夫不够谨慎，就无法避开土坑、凸起、石块等（挫折、生命中的困难），对马、车夫与乘客来说，整个旅程就会变得痛苦不堪。

假如车夫不小心睡着了或因粗心大意没握好缰绳，那么驾驶马车的就变成了马匹（情绪）。如果力量较大的是右边的黑马，马车就会偏向右侧，并受母性情感影响。如果我们比较偏爱白马，让它掌控马车，马车就会偏向左侧，并表现出父性情感。另外，和我们有时会急于求成一样，如果车夫的驾驶速度太快、太过强求马匹，就会导致马匹脱缰、车身陷入壕沟，或者会使车体在剧烈的晃动中停下来，并造成一系列破坏（意外与创伤）。

有时，马车因为太过脆弱，或者因为走过太多凹凸不平的道路（长期累积的不恰当行为或态度），某个车轮或零件松动（生病）了，这就需要修理了。根据破损程度的不同，可以有多种选择。我们可以进行自愈（比如休息），或请一位维修人员（温和、自然的疗法）。如果情况严重，则可以请一位专业的修理师（现代医疗方法）。请注意：我们不能仅采用更换零件的方法，而是要进行多方面考虑，包括车夫的驾驶方式，以及我们面对生命的行为与态度的方法，以免再次发生"意外"。

有时，马车会驶入视线不良的道路，我们无法看清前面的路。也许前面只是一个弯道，我们可以隐约看见一点，并通过预测而提前准备好。我们让马匹慢下来，并慢慢辨认道路的转向，然后让马匹依照弯道的转向安全前进（比如，在人生的道路上遇到转折时，应该合理掌控自己的情感）。如果遭遇大雾或暴风雨，马匹会焦躁不安，很难驾驭。这时就需要我们的双眼充当导航器，让马匹慢下来，使马车靠道路的一边行驶。在经历这一阶段时，我们要完全信赖生命之道（自然规律、传统规范、信仰等）和选择这条道路的内在主宰（无意识），而绝不能盲从。此时，我们正迷失在"如坠云雾"的生命阶段，有些无所适从，而除了相信生命为我们指明的前路之外，别无选择。

有时，前面出现了路口或岔道。如果没有路标的指引，我们不知道该往哪边走。车夫（心理、意识）会随意选择一个方向，但是很可能会导致错误或迷路。车夫越自信，认为自己知道并掌

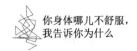

握前路的一切，他就越以为知道该走哪条路，此时发生危险的概率也就越大。因为我们生活在"技术理性"的时代，人们认为所有问题都可以通过理性与智慧解决。如果不是这样，车夫就会表现出谦虚和诚实的一面，虚心向乘客(内在主宰)请教该走哪条路。乘客当然知道该怎么走，因为他知道目的地。如果车夫能听从他的意见，他就会为车夫指明通向目的地的路。众所周知，马车在行驶的过程中有时会不断地制造噪音，如果想要和乘客（内在主宰）对话，必须停下来。这和我们有时会做的一样：当我们在人生之路上迷失自我时，会为了找回自我而进行短暂的休息，或远离是非之地。

这一意象十分简单，但却能完整地将生命之道表现出来。它让我们清楚地看到生命中会发生的事，以及导致事情出错的原因。我们知道，生命之道包括先天、后天、意识与无意识，现在我们把这一概念详细地展示出来。

一 先天与后天

道家学说指出，有两个图式存在于人的生命中。出生前有第一个，出生后有第二个。道家学说为了对其进行区分，把"出生"

作为隔绝两个"天"之间的屏障。所以，人出生之前即为先天，也就是人出现在世界上之前，就已经存在的或发生的。一切出生后直到死亡为止的即为后天，也就是人在世界上存在或发生的。第 10 页的图表（图 1-1）可以让我们清晰地看到这一切。我们可以根据这张图，对每一个阶段进行详细解说。

先天

在这一阶段，会有什么事情发生呢？

先天，是每个个体真实存在之前的阶段。在这个阶段中，"元神"会出现并成形，在这一概念上，它是与西方的"灵魂"最相似的神。我们可以认为与"先天"相对应的是无尽的世界，因为它没有任何局限，在时间和空间之中都找不到它的存在。它是所有生命潜能的载体，图形是一个很适合的表达方法（构成圆形的所有点，与中心的距离都一样）。这就是混沌宇宙的开始，元神便是此时的产物，就像水滴之于海洋。虽然水滴有自己的"意识"，但也有海洋的整体记忆。

在阐述上述"意识"时，我喜欢利用"投影"。

在投影的过程中，光束由所有光点延伸而成，定位后完成投影，因为它记得承载着其他光点的所有信息与记忆。因此，我把

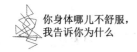

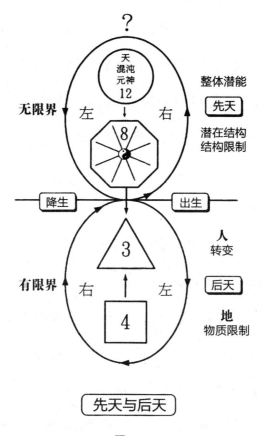

图 1-1

以大写字母 C 开头的神（Chenn）或意识（Conscience）都用于"意识投影"这个词汇中。想寻找这个意识投影，要进入最细微的人体层次上。它讲述了细胞从卵到人（或动物）的成长阶段，及其再生进程，让人们得以充分了解。它也让人对这特殊的奥秘提出了具有建设性意义的假设，包括愈合和以癌症、自体免疫疾病或艾滋病为主的"结构性"疾病。

元神的每个个体降生后，都会形成能够控制生命行为的意识体，这一过程要在身体大脑中进行。实现生命之道是神的目标，因此它必须经历生命中的所有好与坏，只有这样才能完成超越，并使生命圆满。每个神都要完成自己的"海格力斯的任务"，但世界中存在一定的物质局限（时间、空间、物质），这束缚了神，使其无法一次性发挥全都的潜能，而需要多次重复才可以。所以，神要在一所特殊的生命学校中降生并学习。但即使在学校里，也会有某些难以领会、接受，甚至理解的课程。为了重新学习自己没有理解的课程，神不得不转世重来，这也成为了转世的原则。在下文中，我们会看到另一个相同原则——重蹈覆辙，这是发生在后天的原则，它是有意识的实体生命必须面对和经历的。

下面，我们将讲述生命中的另一概念——业，这一概念已在一些书籍中出现过了。但有时它没有以正确的方式被呈现和解读，所以我想再次强调一下"业"的基本论点。实际上，"业"是生命中存在的一种具有进展性的概念化结果，并不是惩罚的哲学。我们之所以回来，并不是为过去的行为赎罪、赔偿或接受惩罚，

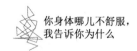

这些都是善恶二元化，但善与恶的概念并不存在于事物的能量中。此外，"历史"的意味不应该存在于业的延续中，因为随着时代、传统、文化的发展，价值的概念也改变了。业的原则更加简单，它是为了实验与整合一切生命潜能。和所有学校一样，生命学院也有其运作的规律，也有班级、休息时间、要学习并理解直到融入自我的课程，当然还包括因行为不当而必须付出的"代价"（即当我们违反游戏规则或被错误引导时）。

这时，面对代价和惩罚，许多人会感到迷惑、混淆，我们要清楚它们是不相同的。代价指每一个原因都会导致一个结果，即每个行为都会产生一个结果，当这个行为违背事情的发展规律时，就会引发不好的或令人不快的结果。举个例子，我们想吃甜食的话，只需找到一种能带来甜味的甜点即可。我们吃完甜点后，感到对甜食的需求得到了满足。如果我们觉得手凉，而此时刚好坐在一台暖炉旁边，我们一定会用暖炉来暖手。但我们也知道暖炉有一定的危险，应该与它保持安全距离，防止被灼伤。但如果我们太冷了，希望双手快速摆脱寒冷感，就会缩小手与暖炉的距离，这种行为的代价就是手被灼伤。而这种灼伤并不是惩罚，它只是在不遵守某种准则下的情况，因不当行为引发的令人不快的后果，这与心理层面的惩罚很相近。但事实上，这并不是被某人，某种外在建立、决定并施行的惩罚，而只是一种果，是某种行为引发的合理后果。在这个事例中，因它违背了既有的准则，所以产生了负面代价，即灼伤、疼痛。而在吃甜点的事例中，因购买行为具有某种协调性，所以产生了正面的代价，即满足了愿望。但如果购买行为不当，比如过量（暴食），就会失去其协调，进而产生负面代价——体重增加。

现在我们继续讲先天。在生命的进程中，神会做出各种决定，然后实现生命之道，这些决定会受到决定目标、进行工作，以及内化的经验等的影响。而在所有人的"阿卡西记录"里，某种人人都有的转世的生命信息、成长、生命目的和其他信息都被记录了下来，道学家称其为"旧有记忆"或"前世记忆"。如果神希望在降生后，可以在生活中发挥最大的潜能，那么它选择的出生时机一定是最有利于潜能发挥的时机。

但是这个选择的概念就变得很可怕了，因为神会选择让潜能最有利于率发挥的时机，而不是最舒适或愉快的时机。在这里，我们无法避开生命之道的概念，这是非常重要的一点。我们在前文中提到过，每条道路都有车辙或拐弯，承载我们的载具会走过

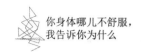
凹凸不平的道路或遇到视线不良的时候，这和要想实现人的生命之道，必须经历考验是一样的道理。正是因为这些元素，才让我们在星象学，尤其是在业力星象学的帮助下更全面地进行理解。而选择降生的条件，即选择所有物质与环境条件，包括时代、家庭、国家、地区、性别、种族等，它们都是降生时可以选择的结构框架。其中的个体被神选择降生，所以有了物质面的限制。

后天

诞生在降生之后，此时我们就离开了先天，进入后天。对应的震动频率被元神获得，接下来找寻符合要求的形体（受精卵），并得到促使这颗神奇的受精卵完成任务的双亲能量的帮助，再加上环境能量（星球、地域、时代），进而成为个别的神。但此时它还不会启动，真正的启动要等到诞生前、剪断脐带前自身被信息丰富后。这也解释了星象图不是从受孕日算起而是从诞生日的原因。

生活在后天的阶段里，我们将置身于有限的世界中。身体的存在会依赖某些普遍性（吃、喝、睡等等）和地域性（文化、地域、气候等等）的规范与义务。每个人都因这些限制而生活在一个明确的功能框架里，借以适合他实现转世的选择。在这个框架里，他的存在、他的身体被限制着，但是他真实的心理与情感，却没有受到框架的束缚，反而是无比地自由。

提前了解这些条件的价值非常重要，因为我们可以利用它们实现自我，接着成就或表达自身。相反，我们也可以利用它们解析并领悟我们扮演的角色，以及发生在我们内部的事情。它很广泛，适用于一切"发生在我们身上"的事情，包括我们的身体、情感、心理、环境。在认识事物的时候，身体是优秀工具，所以我们应该试着了解它们。

如第 10 页的图（图 1-1）所示，在先天与后天里，左右是相反的，但现在出现了一个解析时的重要元素：偏侧性。这里的左右相反让我们知道了形态心理学与现代心理学把母亲放在左侧、父亲放在右侧的原因；但与之相反的是中国传统医学和道家哲学。这是东西方关注的不同引起的差异，西方比较关注无形、精神与灵魂，即先天因素。而后天的当下、真实的生存、有形的事物更能引起东方的关注。对东方人来说，实体与物质的真实性非常重要，因为神就是以它为渠道来表达自身的。

这就导致了东西方切入角度的不同，西方注重先天元素，而东方则更注重后天元素。当这一区别经由眼睛感知到真实的镜像，

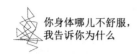
再传入脑中进行"重建"时，就会产生相反的结果。所以，在东方，身体的右侧是阴，是母性的象征，而身体的左侧是阳，是父性的象征。这一准则非常重要，在探讨疾病与创伤的偏侧性时，这一准则会成为我们理解自己深处极为有说服力的因素。所以后天的表征受到了东方人所提出的偏侧性（右侧与母性象征相对应）的重视。相对地，先天是表征，包括一切在心理学、想象中与梦境里，或在诞生前所幻想的部分（形态心理学），则与西方人认可的偏侧性相对应。

下面我们举个例子。天生右耳比左耳大的婴儿和父亲的关系更好，也更听他的话，这是为什么？婴儿的耳朵是出生之前就形成的，它在先天、在无形时就是如此，生来就比较大。当对应到先天的偏侧性时，右侧与父性象征有关，而左侧与母性有关。所以无论在教育上还是在文化上，所有的一切都偏向父亲，孩子在接收与感知来自父亲的信息时会更敏感，更听父亲话，当然也更依赖父亲。

我们再说另一种相反的情况，当这个婴儿出现右耳发炎的情况，当然发炎是在婴儿出生后产生的，所以属于后天的、有形的。这次我们说的是后天与有形，由前文的介绍可知，现在右耳与母性象征有关。婴儿在出生后启动了象征性的表现，这一偏侧性与先天相反，右侧与母性象征有关。发炎也许代表婴儿不愿意听从母亲的话，或母亲的话无法满足他，或母亲经常吼叫，或母亲总是跟他说"注意，不能这样，你会摔倒，会弄疼自己，不能着凉"等等。

再举一个例子：一个人梦见自己扭伤了左脚踝。虽然这个梦是在他出生之后做的，但因为事情发生在梦境里（做梦），即在无形、虚拟之中，属于先天的层面，因此梦中的扭伤与左侧的母性象征有关。相反，如果在现实生活中，这个人扭伤了左脚踝，就属后天的、有形的，因此，左侧扭伤就与父性象征有关。如果想解释这一事件，就可以考虑某一男性的立场问题、彼此关系中的心态等方面的因素。

对偏侧性这一概念进行了细致的解释，我们也知道了它的重要性，下面我们就能在下页图（图1-2）中进一步了解诞生前与诞生后了。

现在我们来看此世转生个体，可以以先天与后天的概念为依据。我们进行类比，全方位地描绘在微观个体（人体）上的宏观世界，并且引出意识与无意识的概念。

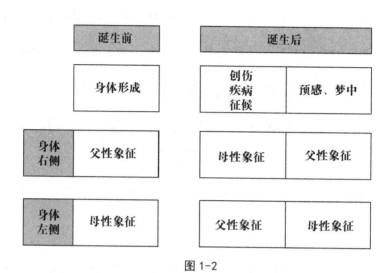

图 1-2

一 无意识与意识

通过第 10 页先天、后天的图（图 1-1）可知，先天是无意识、夜晚的意识、内在的沉默，而后天是意识、白天的意识、现象、外在的声音。

无意识

根据前文的介绍可知，先天是早于个体存在的阶段，也就是每个面向的（准则、结构、选择等等）准备阶段。如果无意识阶段已经准备好了，可以在实体且有意识的世界里发生，就表明我们可以把先天变为无意识，从先天进入后天了。这一领域里还包括举止、行为、实现等。

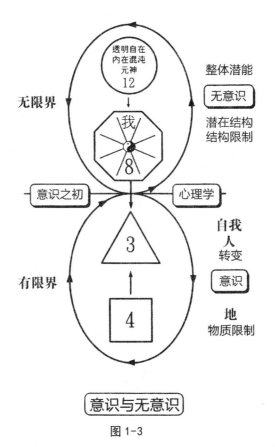

图 1-3

　　意识投影存在于上文提到的无意识里。生活之道的实现就是由无意识造就的，它可以让个体做出选择的具体行动。神的先天记忆与知识、全部的"阿卡西记录"都属于无意识的范畴。此时，我们可能会有些混乱，因为弄不清决定、命运、天数与宿命间的关系。也许我们会说："所有事情都有定数。"但这是仅从后天层面观察的结果。其实，确有定数这一说法，它在我们无意识阶

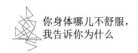

段就已经写下了，目的是达到最佳情境。而并非表面上看到的像戏剧一样，我们彷佛受到了外人的控制，行为受到外在事物或某人为我们建立的情境的影响。

下面我们进行举例说明。假如我要去法国尼斯参加庆典，这件事情使我做出了应该抵达尼斯的合理选择。首先，我要确认假期，然后预订旅馆。对于旅馆的选择，我的品味起到了决定性的作用。假如我没有经常外出住宿的经验，可能会由于拖了太长时间而遭遇预订失败的风险。接下来，我要选择出行的方式，如果我偏爱汽车、追求速度感，就会选择高速公路。如果我更愿意欣赏美景，便会选择乡镇小路。如果我害怕坐汽车，便会乘火车。如果时间紧张，我便会乘飞机。通过这个例子我们可知，周围的事物影响着我们的行为与选择。为了达到既定目标，每个人都选择适合自己的方式，而我们的个人记忆又会影响这些方式。

而且，就算我已经做好了决定，我还可以改变想法，不去尼斯，因为那是我的自由。如果我愿意，我可以在里昂或马赛下车，或直接开车到阿尔卑斯山去，没人能阻止我。当然，如果我已经在飞机上，中途又没有转机站的话，就很难改变决定了（这对于我们思考个人在发展中所做的快速选择以及它们的灵活度有一定的帮助）。改变目标的决定做得越晚，代价就越大（错失的假期、旅馆的预订金、路费等等），任何事情都可能发生。选择有很大的不确定性，随时都可能改变，所以最初的选择根本无法决定一切。很显然，我现在有种受挫的感觉，因为没有去参加庆典。如果是为了解决一件困难又不愉快的事情而旅行，那么我的自由就是躲避这一困难时刻。但不管怎样，我必须选择一个时间解决这件事。对我来说，越晚解决，事情就会越困难。相对应地，付出的代价也越高。

假如实际情况正好相反，我做好了万全的准备，不缺少任何条件，我就会前往尼斯参加庆典。这是事件合理的发展方向，并不会让人觉得惊讶。如果我们回忆事件的经过，就会知道事件是怎样发展的，以及内在既存的"记忆"是如何影响这些选择的。与上述例子有所不同的是，大多数时候，我们没有意识到自己做了选择，但在这个案例里，我清楚地知道我做的每一个决定和我想要什么。

现在进行一个假设，让一个外星人观察我，他不了解地球的风俗习惯，也不知道我的选择和决定。那么，他观察的结果是什么呢？他看到一个人正准备去尼斯参加庆典。如果他知道了我到

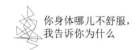
达尼斯之前发生的事，他观察的结果又是什么呢？在我到达尼斯之前的一切行为——安排假期、预订旅馆、规划交通路线等等，对他来说只意味着一件简单的事：我的所有行为都是为了要到达尼斯而进行的。如果他对我提问，问我这些行为的理由，也只能得出一个结论：这件事的定数是我要去尼斯，因为我的所有行为都是为了这个目的，并不断向其靠近，这似乎意味着我的所有行为和决定都是为了到达尼斯而进行的。但是在外星人眼中，我就是戏剧中的人物，是河水上的麦秆，只能随波逐流。但他没有得到最重要的信息，即是我选择并决定了要去尼斯。这是我自己的选择，我并不是被决定的。综上所述，每个个体都像一出戏，受由先天编剧和无意识导演的引导。

在我们的元神、总体意识和意识投影之中，写有历史中所有的经纬，然后由我们的无意识、内在主宰指挥这场演出。其中，最耀眼也最重要的演员是意识（车夫）和身体（马车）。在演出时，他们必须听从导演的指示，以自己的角色为重，但仍有一定的自由，并且可以遵循内心深处的经纬（道路、行传）进行即兴演出。如果这一过程没有任何意外，当演出结束时（死亡），我们会对自己遵循了经纬并成功演绎角色（生命之道）而感到满足。相反，如果我们无视导演的指示，不遵循经纬，那么在无意识与意识之间，演员、角色与导演之间，就会出现不和谐的情况。这时，焦虑、苦闷、病痛、意外和其他不满足的行为就会接踵而至。

生命的终点应达到某种协调，即无意识与意识、内在主宰与车夫达成某种一致。我相信，在这里会看到所有深层次的和谐与真正平静的秘密，文化或教育并没有影响这一切，它们只是个体的工作成果，清晰且坚定。现在你应该知道为什么这种和谐的概念与智慧或文化的距离竟那么遥远，仅能依靠个体的行为，以及和生命之道直接的和谐度来协调彼此的关系。所以，我们可以在各种身份不同的人身上感受到这神秘的力量，包括西藏的喇嘛、拉扎克的牧羊人、康塔尔省（我的出生地）偏远地区的学校教师、不列塔呢的渔人、现代的哲学家、生物学家或英国老园丁。

意识：能量的浓缩与解放

在意识的世界里，事物会以逐步落实的方式、循序渐进地现身。首先发生在身体的能量上，然后是意识上的情感，最后是个体意识上的心理状态。接下来在物理层面，这个程序会持续发展，并在经络之中显现，然后是器官，最后是身体的各部分，这是能量浓缩的最后阶段，属于地阶段的范畴，母性限制最沉重而且

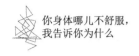

强大。

不难看出，这个浓缩程序与下雨这一自然现象有异曲同工之妙。首先，一些湿气存在于空气里。但感官（无意识）根本无法察觉，只能使用仪器。过了一段时间，在特定的条件下，大量湿气聚集成水蒸气。水蒸气不断凝结，然后在空中形成云朵（意识、想法、情感、需求、意图等）。云朵可以被我们察觉到，但仍然不是很明显。有些云朵又轻又薄，根本构成不了风暴（消极的情感、想法、意图）。此时，水蒸气不断地凝结、碰撞，并逐渐形成水滴、雨水，甚至风暴。雨滴足够大时，便会降到地面，雨水浸湿并软化（善感、紧张、痛苦）了土地（身体）。而风暴（紧张感）变大时，会伴有轰隆的雷声，情况严重时会降雷（突发心脏病、癫痫发作、昏厥、疯癫等等恶性疾病）。我们通过下页一张简单的图（图1-4）进行总结，与第19页的图（图1-3）比较分析会更加容易理解。

在无意识与意识之间，觉醒后的意识会不断地摇摆，所有通过"行动"表现出来的，代表走到能量浓缩的最后阶段，依靠这个行动产生的结果，可以让我们获得所谓的"意识觉醒"，并清楚地发现自己所面临的问题。如果这一结果是"好"的，与我们本来的目标一致，这表明在过程中，我们的行为遵循了所有步骤，

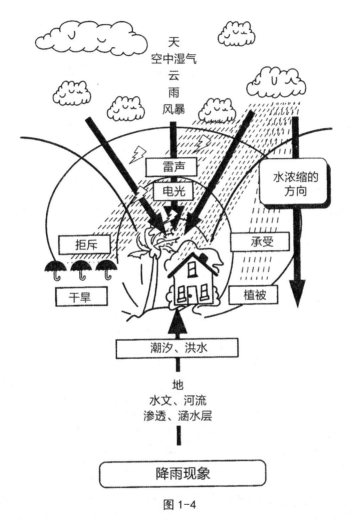

天空中湿气
云
雨
风暴

雷声

电光

水浓缩的
方向

拒斥

承受

干旱

植被

潮汐、洪水

地
水文、河流
渗透、涵水层

降雨现象

图 1-4

总的来说是协调的。然而，过程中的行为并不都是有意识的，所以我们有时会犯错，并且感受痛苦，用这样的方式懂得事情是在哪一阶段出了问题。所以我们认为这些不愉快的经验是"好"的经验，就像雨水虽然会浸湿并软化土地，但对大自然却意义非凡。

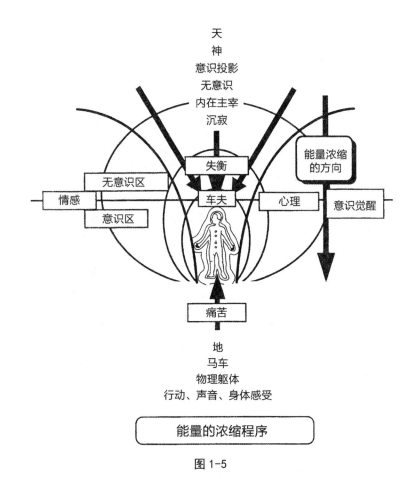

能量的浓缩程序

图 1-5

我们不能排斥或寻求过度的保护，这会让我们的体验不全面，就
像阻挡雨水会导致土地干旱一样。这些好与不好的经验会使我们
去思考问题出现在哪里，并且产生必要的改变（成长）。当然，
这一切的前提是我们已经做好了"聆听"的准备。否则，我们将
会重蹈覆辙，直到我们想明白问题出在了哪里为止。这时，就会

出现我们前文提到的与"业"相同的程序。而不同的是，当我们"重蹈覆辙"时，我们仍在同样的意识平面重新再来，并不需要改变生命的原定计划或真的死去。事实上，每一次的经历都会加深我们的理解，就像我们要去说服某个固执或不听劝的人时，必须提高音量，加重说话的力度，这样对方才能有听得进去的可能。

在漫长的生命旅程中，我们的意识投影、无意识、内在主宰，有时会对我们做出同样的事。此时，我们会听到呐喊声，这来自于我们在内心、生理、精神或情感上的紧张与痛苦。其实，在朝我们呐喊之前，它们已经发出了信号，但我们并没有接收并察觉到，其缘于我们自负或懦弱的"耳聋"。所以我们必须重视这件事，我们要重新判定痛苦与疾病的真实意义，并且采用正确的应对方法。在我们与生命的对抗中，现代科学已经失败了，因为生命一直远远地走在我们的前面，谁也无法使它沉默、让它闭嘴。机械主义科学每往前走一步，生命就会跨出另一步超越过去。医学知道的"治疗"疾病的方法越多，疾病就越深入、越难以掌握和控制。

所以，必须要试着明白人类生存的意义，而不是让它保持沉默（对抗疗法），或因为心理恐惧、因为想要获得短暂的舒服与轻松，而使痛苦成为必须与理所当然的（教条主义或宗教狂热）。

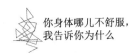

在生活中，我们要时刻关注事物的细微变化。为了让我们"理解"和成长，有时的确需要一些紧张、痛苦或疾病，但它们绝不是必不可少的，不是我们必须要经历的。当它被需要时，是我们不想要或不能用其他方式"理解"的。要注意，这与惩罚无关，它只是"事物的教导"，就像小孩想要体验火焰的威力，他就会被烧到一样。

只要我们接受了新的领会，即使是面对死亡，依然会有一种反馈系统被制造出来。如果能量抵达最底层，即实体与物质化的层次，痛苦和疾病就会回转，朝反方向离去，然后自我转换进入解放的程序。但这种转换也有不发生的可能，那就是当我们阻碍浓缩的能量时。如果我们用化学药剂或线性、教条、固执信仰"扼杀"它们表达的潜能，其结果是把它们固定在自己的范围与表达模式之中，对它们的活动造成了阻碍，封死了它们回到源头自我消除的道路。虽然我们囚禁、"消音"了它们的一切潜在力量，但只要一有机会，它们就会再次出现。那时，它们不单单会释放当下的紧绷能量，同时也会释放之前本来想要释放却被囚禁的能量。因此，它们有了更强大的力量，即使这种力量不是成倍地增加也至少是累积了之前被囚禁的力量。身体、精神的其他地方是它们常会选择的表现载体，这大多是因为我们曾成功地把它们"消音"，而那种无法利用首要部位表达信息的记忆依然被它们保留着。这也可以解释为什么病理表现（疾病）会在它们转移后逐渐加深（癌症），或比之前更加无法控制（痉挛），或产生病变（病毒、艾滋病）。

为了使这一解放程序更容易理解，我们使用雨水的图像进行说明。雨水下降到土地上，土地没做任何挽留，任雨水在河流中自然流淌入海。接着，水会不断蒸发，逐渐转化为水蒸气、空中的湿气。还有一种相反的情况，土地挽留了水（含水层、水坝等等），随着降雨次数的增多，囚禁水的地方会累积更多的水。终于在一场风暴后，土地无法再吸收更多的水，一切都将崩毁，引发泥石流，或因而水坝产生各种毁灭性的灾害。

对人体来说，是一样的道理。如果我们的能量被内在的污染（情感、埋怨、不满等等）、紧张与痛苦等囚禁，产生了一个回力循环，进行自我喂养，就会使我们在生活中忧愁不已，这和城市上空的污浊空气制造的浓密圆顶是一样的。但是，假如我们不囚禁这些能量，而是坦然地接受痛苦（被浸湿）的前兆。假如我们能提前知道并避免它繁殖时刻的到来，解放的程序（蒸发现象，

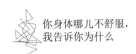

见第30-31页图1-6、图1-7）便会开始。它的表现形式是有形的、物质性的痛苦释放，是真正意义上的"解放"，甚至是"奇迹"。但是我认为，那些"奇迹式的治愈"并不可信，如此严重又无法给出原因的病情暂缓案例背后一定还有不为人知的一面。

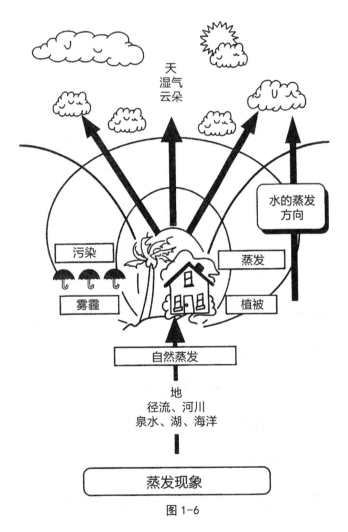

图 1-6

说到这里，我想起了一个有关能量的案例，并认为其需要特别强调一下。有一位年轻女士来寻求我的帮助，因为她的身体正经历着严重的紧张与痛苦，她想要进行缓解和能量调和。她的颈部椎间盘突出十分严重，需要做手术。她身体之中的人正在一段非常困难的时期煎熬着，仅从卡在托环上的颈部和因失眠而憔悴

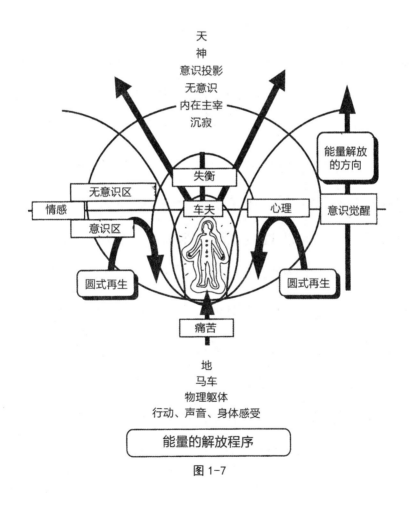

能量的解放程序

图 1-7

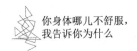
的脸上就可以看出来。我和她进行第一次交流之后，便谈及了更深层次的问题：是什么隐藏在这个实际痛苦的背后？我引领她去寻找隐藏在颈部椎间盘突出疾病背后的问题，也许是一种情感的创伤，然后试着去解析这个问题是怎样在她的生命中留下标记的，这样做的意义是什么。接下来，发生了令人惊讶的事情，当这位女士在诉说、流泪、倾吐她对事物的感受与理解时，颈部竟然逐渐放松下来了，而她并没有注意到这一变化。她慢慢地摆动头部，后来甚至可以转动了，然后我打断她，问道："你发现了吗，你现在可以正常转动头部而没有感到困难了？"她愣了几秒，然后大笑起来，泪水在眼里打转。现在，脖子上的托环就是多余的了，当然痛苦也一样多余。对于打击她的沉重挑战的意义，她已经理解和接受了，并可以抹去之前堵在颈部的消极情绪和记忆了。

　　和另一个椎间盘突出的案例一样，即使这位女士接受了手术，她还是不知道是什么阻碍了她的生活、是什么隐藏在她实际痛苦的背后。毫无疑问，她一定会反复出现这样的问题，直到彻底理解为止。所以，解析和接受生命中令人痛苦的程序变得异常重要。如果可以，我们应该任由它们自由地表达，它们也可能到达极限，之后就会彻底崩毁与消失。并非每个个体都会走到这个偶发点，但别在意，因为这不是最重要的，而我们能走多远才是最重要的，要知道我们每次都会领悟一些道理。以运动训练或舞蹈练习为例，日常的伸展训练会打开关节，有关运动的功课会让我们的身体更加开放。但是，只有我们不把这些渐进程序误认为是苦修行为，它们才会正常运作并发挥功效。

意识的觉醒会充当"门房"，在这方面帮助我们。我们知道，个体心理上有意识与无意识的取向，同样，情感上也有意识与无意识的（情感记忆）。我们会发现，使意识觉醒进入解放的程序、进入无意识中发挥作用更加容易。此时，意识觉醒提升到意识投影中，并在其中标记，或选择全新的经验模式（全新的局面）。

这一阶段非常困难，因为它仍属于意识世界的范畴，并要与既有情感发生面对面的碰撞，此时个体要经历接受、经验整合。如果被接受的经历与思考过的经验相结合，会使意识中的情感记忆取消或抹除，如果有可能，还会使宽恕发生。这一阶段非常重要，对意识觉醒是否会偏向无意识有决定性作用。如果失败了，个体就得回到之前的模式。个体的反抗，对信息的不理解、排斥与不接受，使他必须"重蹈覆辙"。

接下来，我们讲图1-7中的再生阶段，内在主宰让我们再次

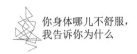

经历需要理解的事情，它使用的方式更为激烈。我们经历紧张矛盾、战争的动向，而均衡、内在的平和以及与生命的和解则逐渐远离我们。

相反，如果摆动正确，无意识的平面会有解放的程序经过，此时各阶段都将遵循存在于意识中的同样的逻辑程序。个体会经历感受甚至痛苦的阶段，但它会表现在内心深处或梦中，而不是在现实中。这一阶段要依靠个体无意识的情感，然后由像与童年或与意识有关的其他内在深层次的伤口进行滋养。个体不能批判或反抗这些记忆，而应该理解它们，并尝试用同情的心态对待这些情感，学会爱它们、认可它们。在这一层面上，才会有真正的放手，而在生命将我们带到终点、带到最后的极限时，这些情感才会产生。因为我们意识到为了毫无作用的搏斗，已经耗尽了所有力量，到该放手的时候了。我们再也不想知道要"做"什么，在我们的逻辑理性中也再不会明白自己遭遇了什么，以及为什么会有这样的遭遇。我们能做的只有接受已经发生的，并适时地给予宽恕。在东方，这是"放手"的意思。但请注意，这不是放弃、放过或让步，而是接受，是在内心深处接受某种事物超越我的想法。随后，事情发生了令人意想不到的变化，而我们人生中那些错综复杂的情况也会彻底扭转。

其实，自我治愈的例子非常明显。这些事情总发生在被医学放弃的癌症末期患者身上。经过长时间的治疗，现代医学已经无能为力，并向患者宣布他们已经时日不多了，就在这一时刻，有些人跌进了生命的最后阶层——接受与整合的阶段。在短短的几天内，他们的身体突然恢复了健康，这实在让人惊讶不已。当达到这个能量的解放阶段时，记忆与选择经验可以被擦去，留下足够的空间给其他记忆与其他选择。但是，如果我们无法通过这一阶段，就要再次经历那些无法避免的程序，直到我们彻底"接受"为止。在各层次中，所有程序都会持续产生效果，并不只有在重大疾病或产生严重痛苦时。但是，大多数情况下，它们是无意识的，只有在遭遇最严重的困难时才会出现，并发挥自己的力量。在我们最密集的能量层次，也就是我们的身体上，这些程序会不断地表现出来。但它们是如何发挥作用的，又有哪些主要的表现方式呢？

一 生理性表达

人类为了转化、解释他最深的秘密里的事情，需要透过实际

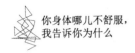
的身体表达和表现。动作、话语或示意是我们表达念头、想法或情绪的方式。如果没有合理的表达，这些无形的感受根本不会被感知。试想一下，如果世界上最好的电脑没有配备外设器材（屏幕、打印机、扫描仪等等），它就没有任何用处。由此可知，若没有身体的外在表现，人类的精神就很难有依据。

再举一个有关电脑的例子，即使电脑的配置再强大，但其他设备无法与之匹配，就无法发挥它的能力，它也就失去了意义。反之，如果设备非常完备，但电脑本身的记忆容量或计算能力较差，比如有了彩色打印机却只能打印黑白的，真的没有一点作用。对于人来说也是如此，人应该在身体与精神间寻求平衡，根据身体的表达可以知道精神世界里发生的事情。只有整体协调运作，个体的物质层面与精神层面才能正常运行。但是，当意识与无意识、场景与演员之间出现不和谐的状况时，便会发出警告信号。人类身体内主要有三种不同强度的代表失衡的内在信号，包括精神与心理的紧张、物理或心理的创伤、器官或心理的疾病。除了"动作倒错"，我还将在下文介绍参与这三个层次的事物。

一 精神与心理压力

第一种信号是感到紧张、不适，比如背疼、消化不良、梦魇、心理不舒服或苦闷等等。

内在紧张就是以这种方式表达出来的。通过生理或心理的感受，无意识表达出发生的事情。事实上，此时内在主宰拍打着马车的一角，想要把不协调的部分（方向出错、莽撞、危险驾驶、疲劳等）告诉车夫。如果一个人够"开放"，已经做好了倾听并接受无意识信号的准备，那么他会做出必要的行为调整，随后内在紧张就会消失。如果个体努力协调自己最弱和最强的部分（无意识），那么他会变得更敏感，并且能够感受、接受与理解第一种信号。当他的敏感达到一定程度后，就可以提前预测了。但不幸的是，这个层次的信号很难被我们接收到。其中的原因有很多，我们生来就倾向于便利，而我们的文化更倾向于将事物分离，所以我们不知道如何重新与这些信号连接在一起，这时我们形成了内在的"耳聋"。其实，第一层次的信号非常丰富，许多都来自于周围的环境，尤其是来自于"镜像效果"，我将在后文中提到这一内容。

无意识如果想要自己被听见，有时也得向另外两种信号——创伤与疾病求助。当我们做事时花费了过多的心思或者对效率要

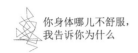
求过高时，它们就会表现得很强烈，也更容易被触发。除了直接发出信号外，它们也可能会产生一种无法被忽视的不便。假如我们因生理或心理紧张而没有接收到这一信号，并错过了自我修正的时机，内在主宰就只能通过更严重的创伤和疾病来表达自己。与创伤相比，疾病的层次更严重，尤其是疾病会在个体身上极其敏感的区域表现出来。如果有更严重的情况，那么就会影响到个体的意识平面，从而影响降生。

一 身体与各部位的创伤

这是第二种沟通模式，也是信号进入的第二个程序，表明个体在无意识中积极寻找解决方法的阶段。创伤是一种积极的表达方式，有双重企图。首先，虽然它比之前的形式更加直接，但不可否认它是一种新的信号，是一种开放的沟通方式。此时，内在主宰更用力地拍打车身，直到车门被损坏，制造出足够大的噪音，借此强迫车夫听话。在这一阶段，能量处于浓缩或解放的程序中，仍然有改变当下不良状况的可能性。此时我们要做的就是承认收到了信号并接受它，只有这样才不会"重蹈覆辙"。但这有一个前提，那就是我们得暂时先让令人不适的动力停下来，再寻求理解与改变的方法。

此外，创伤是一种积极企图，可以激发或解放紧张能量。所以，它必然会在身体中产生。比如，身体的一些特殊部位会产生割伤、扭伤、裂伤等，并刺激这个部位的能量循环，或把堵塞在此的能量释放，有时这两种情况都会发生。它会给我们最准确的信号，让我们知道自己身上发生了什么。比如，右脚脚踝扭伤、左手拇指割伤、第三节颈椎移位或撞到头等，都有不同的象征。

有一天，在一场讲座中，我讲到了这个观点并举例说明。当我谈到有关膝盖的问题，并详细说明其象征与他人关系紧张，或者要在某种人际关系里放手，或者必须要接受一件困难的事情时，我听到观众席中有人爆出一阵轻蔑的笑声。我暂停讲座，走过去问那位听众我说的话哪里好笑，希望他发表一下自己的意见。那位男士回答说，两年前他扭伤了膝盖，是因为他在一场激烈的足球比赛中，射门时不小心扭伤的。这只是运动过程中的意外受伤，没有什么值得深入思考的东西。我问他扭伤了哪条腿的膝盖，他说是右腿的膝盖。我建议他认真回忆一下，那段时间他是否有紧张的人际关系，而且对象是女性，他是否对她有一些不能放手的事情。我并不想太深入讨论这个话题，没等他回应，我就继续演

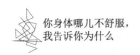
讲了。在接下来的半小时里，我一边演讲一边观察他，我发现他开始回忆、思考，然后他的脸变得毫无血色。我转而问他怎么了，他向在场的所有人讲述了自己刚回忆起来的事情。在比赛前的晚上，他收到了妻子的信，妻子正式向他提出了离婚。其实，几个月以来，他一直被这个问题困扰着，并且始终拒绝离婚。

创伤会在阳性中展露出来，是积极的。一般来说会明显地表现在身体的外部，如躯干、头部、上半身等，与身体表面循环的、防卫性的能量有很大关系。我们要解析身体的受伤部位发出的信号，如果借助偏侧性帮助，我们可以理解得更仔细。一般来说，扭到手腕象征了某件事情，但知道扭到了左手还是右手，就能更准确地反映出这个象征。事实上，越是紧张，或隐藏的时间越长，创伤就越严重，甚至更激烈。但即使最终会导致意外死亡，此时的它仍是正面的、积极的。它代表了一种企图，可能是某种极端的企图，我们应该去行动，去释放，去改变。它有被理解的必要，如果可能，就要按照这种理解进行合理的治疗。否则，我们可能会有压制寻找解决之道的危险。

一 身体与心理疾病

最后一种信号依附于疾病，包括身体和心理的疾病。这一阶段是为了排除紧张，可以认为是"消极"的内在扭曲。其位于身体或精神的深处，属于阴性。现在，个体凭借"闭锁"的方式消除了他的紧张。为了迫使车夫停下来，马车内在主宰损坏了。此时的排除具有迫使停止、不允许直接改变的意味。它出现在浓缩或解放程序的最后阶段，那时马车已经无法完整或正确地行使了，而我们的"固执"也已经成形。到了这个时候，我们只有重新经历一次、学习一次，才会让新的经验进入意识投影中，并在其中进行标记，但这要看我们知道多少隐藏在自己疾病背后的真相。

下面，我们说一下疾病的两个好处。首先，在释放累积的紧张能量时，疾病是"阀门"。此时，有代表性的现代方法——对抗疗法（化学药剂）——应该被列入考虑的范围，它可以压制甚至根除疾病，或阻碍疾病发作时的表达。但疾病和创伤一样，也是警告信号，十分准确。它把我们内部发生的事情准确无误地传达出来，并对未来给出了有意义的指示。

疾病是患者最后的发泄方式，是一种消极的信号，有的人认为这是一种失败的经历。一辆破损而被修复的马车绝不会像新马车那样牢固，主人也不会像以前那样信任它。不可否认，疾病代

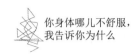

表了无法理解真正的失败，而承认或感受到的只是内在的扭曲等。我们不知道该怎么办，没有其他选择，没有办法改变现实，也许会出现更糟的情况，我们失去了自信，认为自己没有能力反抗。所以我们会选择消除这些信号，即使我们知道有更好的排除方式也不会使用。在疾病痊愈后，如果我们能从中汲取经验，就会产生内在免疫，否则会更加虚弱，自身也更容易生病。所以，要排除的压力拖的时间越长，其影响就越大，疾病也就会以更深刻、更严重的方式表现出来。

疾病的"消极"与创伤的"积极"之间存在差异，而且这种差异非常重要。在受到创伤时，身体可以凭借奇迹般的愈合来修复损害，这是积极的，因为在这个过程中，受创的细胞或与其同样的细胞进行了自我恢复，车夫自己就可以修复破损不严重的车辆。而在疾病方面，免疫系统要帮助身体进行恢复，这是消极的，因为这需要没有生病的细胞帮助，就是需要请专业的技师修复马车。

一　动作倒错（西格蒙德·弗洛伊德式错误）

关于"动作倒错"，西格蒙德·弗洛依德提出了一个个体在心理与身体上的互动概念。他认为我们在口误、粗心或无意识的动作中，将无法释放的内在紧张释放。所以，口误就是我们无意中表达了真正的想法。

让我感到吃惊的是，这些行为被他定义为"动作倒错"。对于大多数人来说，这些行为的确会被认为是错误、不恰当且必须要避免的。遗憾的是，我们会想尽办法阻止这些动作发生，尤其会在心理上产生某种更有效的内在阻止。即使人们并不期待这些行为产生的结果，我还是认为应该叫它"动作成功"。因为它是无意识准备与意识沟通的表现，是一种信号。此时，无意识向意识表示某些事情并不和谐，已经出现了不一致的情况，某种内在紧张正通过它表现出来。这是在车夫打瞌睡时，内在主宰接过缰绳，希望当车经过凹凸不平的地带时引起的颠簸能吵醒车夫的表现。

"动作成功"有三种表现形式。它也许是口误，即口头表达出现了"错误"（用其他的词语代替自己想说的）；也许是"笨拙"的动作，可能表现为把杯子打翻到别人身上或打碎某件东西，产生了与期待不相符的动作；也许是创伤性的行为，如割伤、扭伤或车祸。在前文关于创伤的章节里，我们提过这一项。

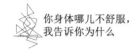

所以，我们知道了西格蒙德·弗洛依德把它称为"动作倒错"的原因，因为它永远会以一种负面的形式出现。产生这一现象的原因很简单，把我们的无意识行为比作婴儿。当婴儿发现父母没有细心地照顾他或者不注意听他说话时，就会采取一切手段改变这一情况。当还在摇篮里时，他会大声地哭闹、喊叫，这是非常聪明的做法，因为这种行为很有效。再长大一些，他就会在故意摔盘子、考出低分或与弟妹争吵时做同样的事，而我们的反应就和他的父母一样。我们太忙了，根本不知道婴儿的内在需要。只有在麻烦已经产生，也就是负面状况出现时，我们才会有所行动。而此前，我们根本不知道发生了什么。意识与无意识之间也是如此，通过镜像效果或者做梦，无意识向我们发出了很多积极的信号，但我们总是没有准备好或者根本接收不到这些信号。

此时，无意识、内在主宰就会发出第二阶段的"负面"信号。为了让我们听到并真正听进去，还会表现出明显的不高兴。如果在持续沟通的过程中，意识的过度膨胀没有将其切断，信号就会通过生理或心理的紧张、梦魇，或轻微的"动作倒错"（口误、损坏重要物品等）表现出来。如果沟通不畅，甚至根本没有进行沟通，信号的强度就不得不提高（打电话时，如果信号差，我们就得大声喊叫以使对方听见）。接下来，我们进入到意外或冲突的第三阶段，接受刺激并产生创伤。这时，我们也许会生病（着凉、暴饮暴食或厌食等等）。最后，如果沟通被完全中断，更严重的状况出现了，我们会产生结构性的疾病（免疫系统疾病、癌症等等）。

一 镜像效果

某些状况发生之前，身上发生的信号与反思会由生命不断地给予我们。这些信号总是来自周围，并且是正确而深刻的。为了帮助我们理解自己是谁以及亲身的体验，生命提供了第一级信息，称为"镜像效果"。事实上，我们需要做的就是倾听，因为生命会用很多方式告诉并引导我们。根据对周围事情和某些与我们同样人的观察，我们就会获得用来理解自己的无穷信息。"镜像效果"就存在于这种对生命的理解中，著名心理学家卡尔·古斯塔夫·荣格（Caral Gustav Jung）曾说过："我们在他人身上观察到了自己的千种面相。"

镜像会产生什么样的效果呢？我一直在研究这一哲学概念，然而依旧很难接受它。它代表着我们在他人之中及他人之处看见

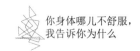

的一切，都只是我们的倒影。下面我进行具体说明，如果我们喜爱一个人身上的某部分，它们就是我们不敢相信或不敢表现的，这一原则是我们可以接受的。再向深层次挖掘，如果我们不喜欢一个人身上的某部分，这表示我们身上也有相同的部分。我们一直忽视它、排斥它，当然也无法容忍它出现在别人身上，因为它会趁机回到我们身上。这的确很难承认吧！请想一下，我们永远不能亲眼看到的是我们身上的哪部分？即使世界上最伟大的特技演员也做不到，答案就是我们的脸！你或许会问这张脸代表什么？有什么用？它是我们身份的代表，身份证上就贴着它的照片。想要见到这张脸，只能通过镜子，我们可以在镜子里见到自己的倒影。而在生命中，别人就成了我们的镜子。我们看见的、传达给我们的影像，是自己最诚实的反射，它让我们知道自己发生了什么。当看见不公正的人，我们会回忆起自己曾对别人不公正。当遇见贪婪的人，我们会想到自己的贪欲。当我们被背叛时，我们会想到自己的不忠诚。

毋庸置疑，我们看到别人身上有自己不喜欢的部分时，是不会自我反省自己是否也有同样问题的。但如果我们可以对自己真诚些，如果我们在自我审视时不加任何评判，我们就会发现自己与他人的相似之处和相似的时刻。生命只让我们看到、感觉到那些我们认为有趣的或者与我们有关的事。几年前，我决定在某天去买一款汽车，那时我对自己的想法感到惊讶。那款汽车已经上市一年左右了，当我决定要去买车的那天起，我就会在路上频繁地看到这款车。其实，就在那几天，这款车完全吸引了我的注意力。其实，所有人都是一样，我们只对与自己有关的事情感兴趣。

镜像效果的第二部分，是我们的意识投影、无意识、内在主宰会指引我们遇见适合的人。这一原则有积极与消极两种作用。当我们真的想要得到什么的时候，就会偶然地受到人、书籍或广播电视节目的帮助。但就如荣格所说的"共时性"现象，当我们的生命中有些事物需要理解和改变时，我们也会遇见"不方便"的人。面对这一情况，我们会感到难以面对或接受。此时，我们只要对自己提出："在这种情况下，有什么是需要我了解的？"或"通过这次相遇、这个情况，我能了解到什么？"如果我们对自己够真诚，就能很快得到回应。在生命中，我们最优秀的（让我们最有行动力、最能进步的）主宰也是我们最厉害的、最让我们受煎熬的敌人。

遗憾的是，我们总是听不见或听不清这些信号，即使它们警

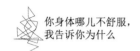
告我们未来会发生什么和我们应该做什么。所以，我们只能走向倒错的行为、创伤，甚至是疾病。信号是由它们发出的，所以即使是为了它们，我们也应该学习解读它们的语言。对此我将在研究身体不同构成、功能的基础上予以详细讲述，这一内容在本书的第三部分。也许你会认为这部分没有什么用，因为所有人都知道手、脚、胃或肺等器官的作用，但这太片面了，只不过是这些器官的一小部分作用，也就是它们的机械性功能。最好的结果是将它扩展到功能的整体，特别是它的表现和心理投射上，那时我们就可以知道当它们在身体上表现出紧张时所代表的真正含义。如果你只对这些内容感兴趣，可以直接翻到本书第三部分。

对我而言，解析这些发生的事情以及它们怎样发生、为什么发生，具有非凡的意义。由人类真实地整体展现出来，我们将看到事物为什么会如此运作。下面，我们将说一说它是怎样在我们身上发挥作用的。这属于能量的范畴，人类的能量应该被理解。我将讲述道家对能量的概括及其在身体中是怎样建立体系的。阴、阳、经脉针灸、脉轮，这些概念能让我们清楚地知道身体内在的事物，并了解其既存的交互关系。根据这些，我们就可以将自己被现代科学分离的各部位连接起来。那时，我们就能重新赋予它们意义，那些已经被我们遗忘的意义。

"我的心害怕受苦。"

某个晚上，他们看着挂在天空的月亮时，少年向炼金术士说。

"对它说，对痛苦的恐惧比痛苦更糟糕。而追求梦想的心没有不受苦的。"

——《牧羊少年奇幻之旅》／保罗·柯艾略

（Paulo Coelho）

CHAPTER **2**
怎样连接我们身上的事物?

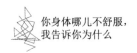
一 "人在天地之间"的概念：人体中的阴阳能量

在许多传统思想中，人类的完整概念被解析并保存了下来，而我对其中的中国道家学说特别感兴趣。道家学说参考了"一法通万法通"的概念，使个体处于正确的位置上。从构造的角度来说，人类的微观构造和宇宙的宏观构造是相同的，而依照这一原则，人类的身体和宇宙有一样的构造规则，连遵循的循环法则也是一样的。季节、月相或日夜循环是最常见的例子。

人生活在天地之间，源源不断地接收天与地的能量。人能够催化能量，并为己所用，并逐步进行自我发展。从这方面看，人直接参与了天地的平衡。假如人与整体、"万有"分离，就无法被理解，量子物理学家们也不得不承认这一点。事实上，"一法通万法通"的概念是他们再次发现的，并亲眼目睹了事物间的互动，连研究者及测量工具的存在都会对实验的结果产生影响。因此，笛卡尔主义让我们相信的不就是事物真实的样子吗？

这些量子物理学家的研究取得了重要的进步，当然也得到了荣格、沃尔夫冈·包利（Wolfgang Pauli）或克里希那穆提（Krishnamurti）、戴维·玻姆（David Bohm）（爱因斯坦的门生）等人的帮助。与物理学家戴维·彼特（David Peat）一起工作的是北美印地安人、北非白人，他们之所以不表达或不描述事物、物件，而只是关注程序、功能，是因为他们描述与理解世界的方式比较特殊。在第三部分，我们会看到这种观点是怎样使事物及事物间的互动理解更为丰富的。他们关注着持续的动态，并不只是停留在一处。菲杰弗·卡帕有一本名为《物理之道》的著作，其中介绍了在这种量子取向之上，他是怎样在道家哲学的帮助下"寻回"数千年来的许多历史法则的。在这里，我需要强调一下，我认为道家哲学本质上是一种生命哲学，这和一部分人的观点相反。

老子与孔子是这种哲学，他们堪称是阴阳观的先驱与"传经人"。他们不是宗教教徒，而是哲学家、文人。这种哲学的主轴是阴阳与五行两个概念，宇宙中的一切生命都能被其解析和构建。我们要做的就是对事物做经验性的、智慧的观察，并有能力"开启"某些意识领域。

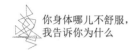
　　我们先说第一个概念，即阴阳理论。万物的存在与运作都是阴阳这两种力量持续互动的结果，这是阴阳理论的根据。尽管阴与阳两种力量始终处于"对立"面，但它们是完全互补的，永远不会互相对抗，更不会停滞不前。要想使其中一个开始或诞生，另一个就得达到最兴盛的程度。

　　阴与阳的周围环绕着万物，它们不断地被建构、观察和理解。所以就有了日与夜、天与地、黑与白、高与低、老与少、美与丑、正面与负面、热与冷等相对立的存在。阴阳以两极的结构存在，

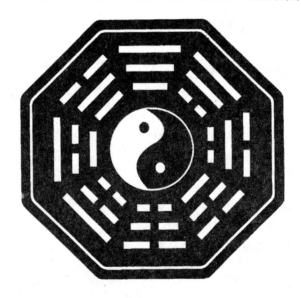

道家太极图

图 2-1

它明确地展示了生命的形成，还让我们知道了万物都不只有一面，还带有一些对立的色彩，这和道家太极图（图 2-1）中的阴与阳相似。

在卦象里，所有的生命蓝图都能被找到。卦象中或完整或中断的条纹，代表了阴阳（2，二元对立）与八卦卦象（3，三位一体）可能结合的一切情况。每个卦象包括三个阴（中断）或阳（连续）的条纹，与之对应的是家庭（父亲、母亲、儿子、女儿等等）或自然（风、石、低地、山脉等等），并且可以象征生命未来的潜能。经过两两配对后，这些八卦卦象变成了"六十四卦卦象"，而易经的基础就是它们。本书并不是用来卜卦的，而是为了解析人体的内在信息，以及内在主宰传送给我们的信号等。我们将在

阴	阳
月亮、冬、水、北、冷、夜间、女性、母亲、被动、负面、接受、感受、情感、深处、黑暗、昏、暗、内在、遮掩、空间、下、右、温和、柔软、显现、实在、姿态、真实、双数、物质、容量、、实质等等。	太阳、夏、火、南、热、日间、男性、父亲、主动、正面、给予、行动、反射、表面、白、清晰、光、外在、明显、时间、高、左、坚硬、僵直、不显、不实在、思想、虚拟、单数、能量、素质、本质等等。

图 2-2

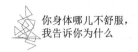
后面的章节中认识到这些信息是多么重要。

在上页图（图2-2）中，我们可以清楚地看到，生命里所有显现的都能分为阴或阳两部分。当然，这里只能举一些例子，并不能囊括所有，最重要的是要知道阴阳之间的明确界限。

根据不可置疑的逻辑，中国哲学家在整个宇宙中都应用了这一界限，包括宏观的和人类身上的微观构造。举个例子，纵观人体，底部是阴、上部是阳，右侧是阴、左侧是阳，脸部的一侧是阴、背部的一侧是阳，身体内部的是阴、表面的是阳。

我要再次强调一下，阴阳是一对相反的概念，并不僵化，它们是相比较而言的。下面进行举例说明：假如冷是阴，没那么冷就是阳，那么最冷也是阴；假如暗是阴，没那么暗是阳，那么较暗就是阴；假如热是阳，最不热是阴，那么最热则是阳；假如明亮是阳，最不明亮是阴，那么最亮就是阳。综上所述，阴代表某些事物的阴，阳代表某些事物的阳，只有在互补、进行比较时，二者才会呈现出来。就像有了右手，才会有左手这一概念；有了低，才会有相对的高。

五行图（图2-3）是我们要说的第二个概念。中国人在观察世界上的各种元素时，常以经验为依据，并提出了宇宙万物是由

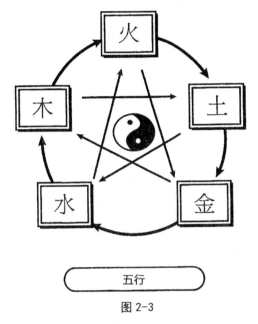

五行

图 2-3

五种基础元素——金、木、水、火、土——管理和塑造的。

五行法则以五种元素通称，它在远古时代起源时就已发挥作用，并在对气候、季节、能量、植物等一切自然循环的观察过程中不断强化。在五行法则的范畴中，宇宙存在于一个循环性的功能系统中。

五行在运行时，同时遵循"相生"与"相克"两个基本理念，而且宇宙存在的基础也是这一理念。在五行里，我们可以找到道家的元素，它们都或多或少地具备阴或阳。

在五行中，每一行都复杂而完整，都有行星、方位、季节、

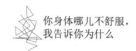

气候、色彩、味觉、气味、食物、器官、内脏、阴阳经脉、时间、心理状态、生理状态等与之对应。通过这些丰富的象征，我们可以清楚地看到这个能量法则最基本的重要性。此外，它也是道家理解人类与一切生命呈现的基础（可翻阅我早期的著作——《能量的和谐》了解这一主题）。

下面我们用季节（春、夏，秋、冬）来解释生命中的其他循环，你会发现这很有趣。它可以把一天的长度完美地表现出来：早晨是春季，中午是夏季，午后是秋季，夜晚是冬季。它也可以阐释人的一生：春季是出生与幼儿期，夏季是四十岁以前，秋季是六十岁前的成熟期，冬季是老年与死亡。此外，计划、疾病、建造房屋或消化的过程都可以用"季节"进行区分，一法通万法通，它可以用来阐释任何一种时间阶段。

我在上文中提到过，五行是不会停滞、僵化的，其实它刚好相反。正因如此，我不喜欢用"元素"，而更倾向于"行"这个词。"行"是两条法则，既简单又精确，而且还有互动。它们建立的基础是对自然运行法则的观察，并且五行之间的关系还受其定义和管理。而关于微观与宏观的哲学，根据古代中国人的观察，在宇宙里有两个基本定义：加法与减法（乘法是加法的集合，除法是减法的集合），它们是一切互动关系的基础。所以，我们才可以加上或减去一些东西。这两个法则是由中国人提出的，其实就是管理五行互动的唯二法则。

"相生法则"是在加法的基础上形成的，它是五行间第一种有关形式的完美逻辑，表现为木生火、火生土、土生金、金生水、水生木，然后又生火（图2-4），以此循环下去。

下面我们解释一下这个法则。木能培养、哺育、制造火，因此，也可以说是木生火。火可以焚烧稻秆，使土地更加肥沃，所以火能滋养、哺育土。

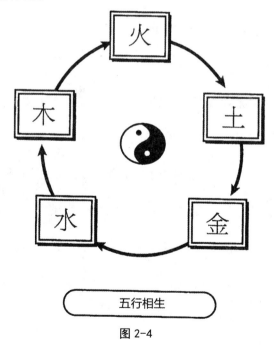

五行相生

图2-4

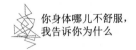
同理，人们可以从土地中挖掘矿物质，所以土能制造并"形成"金。金生水则比较难理解，金属在被氧化的过程中会释放出氢，它是水的组成部分。所以，氧化时需要水。而如果我们要制造水，就要用金属电极来催化氢与氧。此外，加热金属，它会变成液态。这也可以证明另一个观点：水是金属之"子"。众所周知，未出生的婴儿要靠母亲来滋养与喂食。婴儿不断"消耗"母体的能量，这和水需要融化的金属"喂食"一样。最后，水生木就很好理解了，因为水是所有植物成长的必需品。

另一个法则是"相克法则"（图2-5），它源于减法。相克法则阐释了五行间的第二种关系：木克土、火克金、土克水、金克木、水克火。

这五种关系解释起来既简单又符合逻辑。木主宰土，也可以理解为木抑制了土。如果想防止沙丘流动或土壤侵蚀，就应该种植树木。所以说是木克土。而火克金的表现也很明显，因为火可以铸造、锻打、塑造金属。土克水也显而易见，土吸收了水，才能使水聚积成湖泊、小溪或河流。接下来是金克木，木材可以用金属来砍伐。最后的水克火还用解释吗？水可以冷却火，甚至使其熄灭。

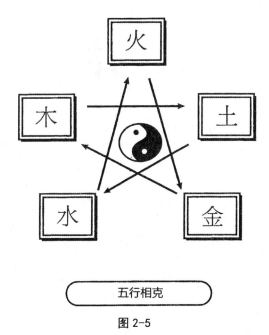

五行相克

图 2-5

　　在解释这两个法则时用到的意象都非常简单明了，不需解释太多。这便是五行之间互相依赖的关系、内在相连的两个简单自然法则。据此，可以知道五行之间的互相影响与连系，也可以知道一切与之相关的对应标准（季节、时间、失衡、形态、素质、个体类型等等），尤其是在经脉中循环的能量品质。通过第57页的图（图2-3）可知五行之间的对应，以及与之有关某些元素。

　　相生、相克法则既可以用一个简单的图表现，也可以用"一法通万法通"的哲学概念补充。其实，每一个五行中的元素都是以这两个法则与五个"次"行为中心形成的。比如，在金行里，

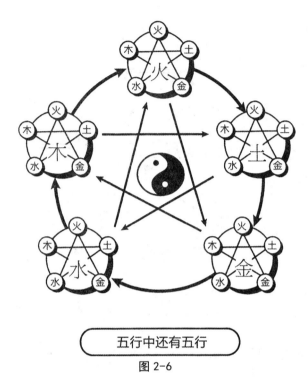

五行中还有五行

图 2-6

有土、水、木、火，当然也包括金，它们共同构成这一行。在被我称为"镜宫"的概念里，这一切都可以说得通。举个例子，当你站在凡尔赛宫著名廊厅里的一面镜子前时，你的形象也会出现在你身后的镜子上。当然，你的形象仍然属于你自己，而此时你却可以通过前后镜子的不断反射看到无数个不断变小的、都有你的形象的镜面。这类似于"一法通万法通"的概念，五个"次"行又被包含在五行中的每一行中，并以此构成。这类似于"现代"科学中本华·曼德博（Benolt Mandelbrot）发现的"碎形"的现象。

下面，我们看一下这个表。

五行	木	火	土	金	水
主要方向	东	南	中	西	北
季节能量	春	夏	季末	秋	冬
气候能量	风	热	湿	干	冷
全天能量	早上	中午	下午	傍晚	夜晚
色彩能量	绿	红	黄	白	黑
食物味道	酸	苦	甘	辣	咸
生命时刻	出生	少年	成人	老年	死亡
阴性器官	肝	心	脾—胰	肺	肾
阳性器官	胆	小肠	胃	大肠	膀胱
生理	眼 肌肉	舌 血管	结缔组织	皮肤 鼻 毛发	骨 髓 耳
感官	视觉	言说	味觉	嗅觉	听觉
分泌种类	泪	汗	唾液	黏液	尿
生理症状学	指甲	肤色	唇	体毛	发
精神类型	感知 想象 创造	智慧 热情 意识	思想 记忆 理性 实在主义	意志主义 严格 行动 事物	严肃 意愿 多产 决心
能量类型	驱动 外部化	表面	分配	内部分	集中
激动心理	疑虑 愤怒	快乐 喜悦 暴力	反省 忧愁	悲伤 沉痛 关怀	焦虑 害怕
良性心理	和谐	明亮 卖弄	慎重 穿透	清楚 正直 纯真	严格 严肃
心理品质	高雅 美	繁盛	富足	坚决 实现心态	倾听心态
中国星 象数字	3与8	2与7	0与5	4与9	1与6
相关行星	木星	火星	土星	金星	水星

表2-1 五行及与之对应的元素表

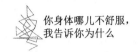
一　能量怎样运作、构成并达到均衡

我在前面中提到过，"初始原理"的行动（或说"神圣规则"
"原始能量""宇宙能量"道，这取决于我们的信仰与文化），
以及天地间的能量及互动、阳与阴（道之中密不可分的元素）的
显现，是人类出现的原动力。某一天，最初时期的混乱、无序与
无形的混沌受到这个建构力量的影响，并被安排，这个力量就叫
作道，是独"一"的原理。而"一"出现了并生成了二，即阴与阳。
在天地之间，这两种形体与能量出现了，而人就是它们互相接触、
结合与转变的特殊节点。人积极参与了这一程序，并且激发、转
换了所有穿透他、环绕他的能量。

作为阴阳、天地能量互相接触、转变的特殊节点，人结合了
这些，使其成为构成人的本初能量（即本质的、非常重要的）。
简而言之，即人体内的燃料。然后，这些燃料再结合其他"先祖"
能量。我们以汽车做比喻，"汽油添加剂"就是其他能量。在这
各种能量的混合物中，新的能量诞生了，即"生命"，它是人类
的精炼燃料。每个人的生命能量都是与众不同的，这使我们在个
别而独特的生命里，与它的力量与弱势、优点与缺陷、满足与匮
乏并存。

在漫长的人生中，天的能量（尤其是经肺部与呼吸、"喘息"）与地的能量（尤其是经胃部与食物、"进食"）会被我们接受与吸收。

人会不断地消耗、吸收这些能量，并逐渐形成本初能量，它是每个人独有的粗制燃料的组成。然后，再结合本初能量与先祖能量，便会获得精炼燃料。它的内容极其丰富，包括它当前的力量、它的抵抗、它的人格类型与传承的能量（如果要生育的话）。

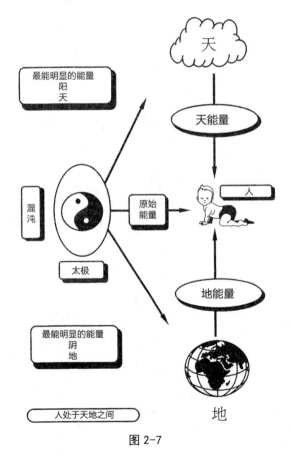

图 2-7

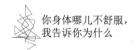
在生命能量质与量的调节上，先祖能量发挥了重要的作用。当本初能量因失衡（天或地的能量较多或品质较差）而令人不满意时，先祖能量就会进行调节，并利用"库存"来使质与量达到平衡。

在同化并影响这些能量素质时，也许会受到我们对能量的认识以及是否希望它进化的制约。为了帮助个体获得充足且占优势的能量，我们可以选择以下几种方式，如：摄入充足与均衡的营养、

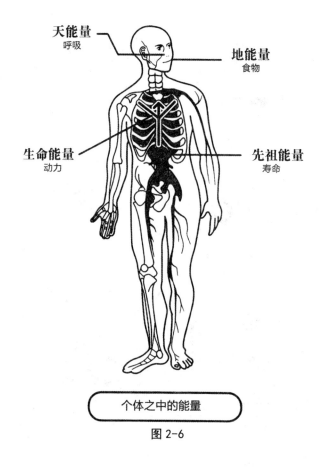

个体之中的能量

图 2-6

体力与呼吸的训练、恰当的行为与心理态度。

先祖能量是特别的"添加剂"，对所有人来说，都具有决定性的作用，我要在此进行着重说明。根据它的名字可知，祖先的记忆存在于这个能量当中，它属于人类及其精神的记忆。它是一切的根源，正因为有了它，每个个体才与人类整体、宇宙初始以来的历史相连接。我们可以把它比作山泉，尽管它从未停止流动，但仍包含整座山的历史、矿物和自冰河时期就储存的成分。也许今天融化成水的冰雪，是在百万年前飘落的。正是因为先祖能量的存在，我们才能与我们的、家人的，尤其是亲属之间的历史（阿卡西记录）永远相连。在这里，我们提到的是集体无意识与荣格式的原型。

先祖能量在一开始就有定数，每个人的规模都不相同。它像一个无法拧紧的水龙头、不断漏水的水库，在生命中逐渐减少，这是由生物定律决定的，任何人都无法阻止。而我们对其索求的频率将决定能量的损失速度，它又决定了每个人的寿命长短。由此可知，所有的失衡都是由先祖能量补偿的。所以，我们现阶段的健康程度以及今后的寿命与活力将受到我们对食物、生理与心理的态度所影响。

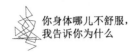

我们再来说一说生命能量。前文中提到过，本初能量与先祖能量组成了生命能量。确切地说，所有人的内在都在两肾之间进行着深层次的炼金术。道家学说认为它的象征是三足鼎。人类深处迸发生命之力的泉源与其中心相对应，它的循环由阴阳与五行的两种法则规范并制约。生命能量在全身器官中循环，在所谓的能量经脉的特殊管道里巡回，并利用阴阳动力滋养保卫整个身体。它的角色扮演很成功，始终遵循五行与两极所定义的互动形式。

一 能量怎样在体内循环？（经脉）

生命能量从三足鼎出发，开始进行全身的循环。中脉是它经过的第一条渠道，然后由较小的特定渠道不断地向全身各个器官发送。道家学说认为，针灸时选择的经脉就好似流经全身的河流。在生命循环的过程中，部分的能量会循环到身体或器官的表面，进而保卫它们，部分则循环到其内部，对其进行滋养。

生命能量在我们全身循环，而经脉就像河流一样成为它循环的渠道。其中，与特定器官相连的"有机"经脉共十二条。另外，还有两条"补充"经脉，胸前的是阴，背后的是阳。在这些经脉中，有些生来就是阴性的，有些则是阳性的。

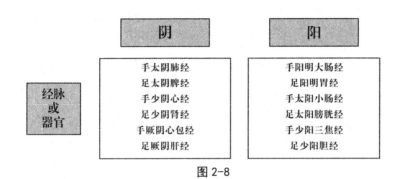

图 2-8

从上图（图2-8）可知这十二条基本经脉的名称及其阴阳属性。

在身体的表面和内部，所谓的"精炼燃料"确实跟随轨迹流动。虽然没有与经脉相对应的生理路径，但不能否认其确实存在（主流科学也"发现"了它），并且正是它让人类的人性、生理、心理与精神正常运作。尽管被归类为器官，但经脉不只在生理上发挥作用，同时也影响着心理。它是身体与精神之间的枢纽，而由它连结的器官及心理则依靠它所运送的能量正常运行。正是因为经脉的存在，我们身体里的一切事物才能"连接"在一起。

这一循环按照一定的路线不断运行。以中脉为出发点，每天遵循着精确的时刻表。从肺经到大肠再到胃，然后是胰脏——脾脏，接着流向心脏，再流向小肠，再从膀胱再到肾。下面再到手厥阴心包经、三焦、胆，最后一站是肝，这就是一个整循环。此后，重新开始一天二十四小时的运行，其中每个阶段为两个小时。

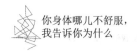

在这种循环周期中，当生命能量在各经脉之间循环贯注的时候，每条经脉和每个器官都会产生强大的能量，即"能量潮汐"。这是由五行法则决定的，它并不对应，也不会对某些经脉之间的能量关系与互动起决定性作用，我们会在后面的章节中进行具体说明。

这也进一步解释了时间生物学在当下"重新发现"的事物。人体并不是一成不变的机器，在一天中的每一个时刻，都对应着我们器官的强弱，也对应着与它们相关的心理。

在我们全身，十二条经脉和两条补充经脉以不同路径运行着，在身体两侧的相似处经过。由前文的内容可知，能量在向右的偏侧性上具有阴性，而在向左的偏侧性上具有阳性。每条经脉都有其阴性或阳性，所以在阴性或阳性时就会连接不同的器官。

在这里，我认为应该说明一下中国能量体系里的器官概念。每一个季节都与一个阳性器官、一个阴性器官相连，象征着阴阳两极在身体里的表现。心、胰—脾、肺、肾、肝是阴性器官；小肠、胃、大肠、膀胱、胆是阳性器官。

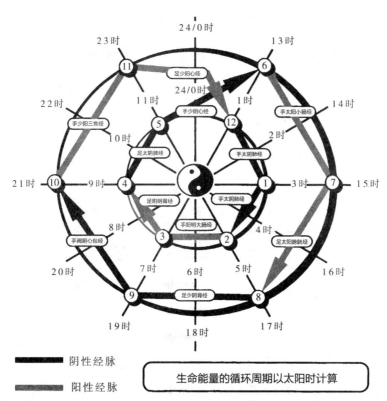

▬▬▬▬	阴性经脉	
▬▬▬▬	阳性经脉	**生命能量的循环周期以太阳时计算**

手太阴肺经	阴	3 到 5 点（太阳时）
手阳明大肠经	阳	5 到 7 点（太阳时）
足阳明胃经	阳	7 到 9 点（太阳时）
足太阴脾经	阴	9 到 11 点（太阳时）
手少阴心经	阴	11 到 13 点（太阳时）
手太阳小肠经	阳	13 到 15 点（太阳时）
足太阳膀胱经	阳	15 到 17 点（太阳时）
足少阴肾经	阴	17 到 19 点（太阳时）
手厥阴心包经	阴	19 到 21 点（太阳时）
手少阳三焦经	阳	21 到 23 点（太阳时）
足少阳胆经	阳	23 到 1 点（太阳时）
足厥阴肝经	阴	1 到 3 点（太阳时）

图 2-9

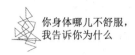

对我而言，在这种哲学逻辑中，最有趣的是中国人"发现"

阴性与阳性器官的方式。关于道家为器官进行阴性或阳性的分类，

有一个趣味十足的故事。和我们之前看到的阴阳"分类"相似，

与阴对应的是重的、满的，与阳对应的是轻的、空的。以理性和

实际著称的道家则拿来装水的容器，把人或动物尸体的器官与脏

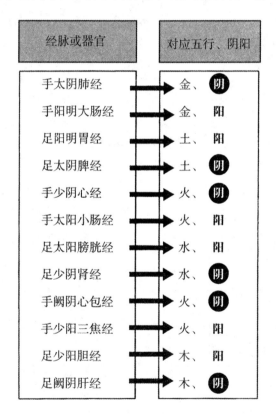

经脉或器官	对应五行、阴阳
手太阴肺经	金、阴
手阳明大肠经	金、阳
足阳明胃经	土、阳
足太阴脾经	土、阴
手少阴心经	火、阴
手太阳小肠经	火、阳
足太阳膀胱经	水、阳
足少阴肾经	水、阴
手厥阴心包经	火、阴
手少阳三焦经	火、阳
足少阳胆经	木、阳
足厥阴肝经	木、阴

经脉对应图

图 2-10

放入水中，浮起来的（因为比水轻）是阳性，归类为阳性器官；沉下去的（因为重于水）是阴性，归类为阴性器官。

为了解释阴、阳与道（或其显现的太极），我常以水和密度进行比喻。在事物中，阴是最常显现的形式，阳则是最少显现的，而太极是二者的调和。以水为例，水是生命，也是生命之源，这就是太极与道。冰是水最明显（即阴）的形态，而水蒸气则是最不明显（即阳）的形态。

有关经脉间的互动，最后我还要强调一点。五行法则对其进行了定义，而且每条经脉都与一种行有关，请看上页经脉对应图。

一 下半身与上半身

低处是阴，高处是阳，这是前文道家体系里所说的。将这一观点对应在人体上，身体的上半部就是阳，下半部就是阴。请注意，这一概念具有相对性，如果我们要描述的目标是身体的下半部时，那么腿的上半截就是阳，下半截则是阴。下图（图 2-11）可以让我们有更直观的理解。

这个逻辑适用于全身，只描述上半身时也是一样的。因此我们从最大的宏观出发看事物，然后慢慢精确到最小的微观层次。

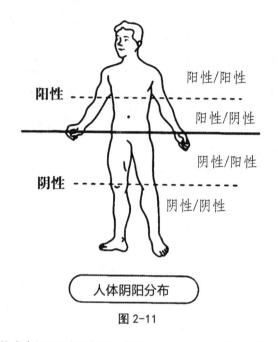

阳性/阳性

阳性 - - - - - - - - - -

阳性/阴性

阴性/阳性

阴性 - - - - - - - - - -

阴性/阴性

人体阴阳分布

图 2-11

下面举个例子进行说明。假如有一个人因为膝盖的问题而感

到苦恼。膝盖是腿的一部分，而腿属于人体下半身，所以第一层

关系是阴性。但如果以腿为主体，膝盖恰好在腿的中部，也就是

在阴阳之间。它起到了连接上下部分的作用，所以第二层关系就

属于阴阳之间。综上所述，问题出在了阴中之阳与阴中之阴之间。

而我们要找的信息与解决的办法也在其中。我们还会用这个例子

进行说明，并逐渐深入，尤其是解释阴与阳的关连象征以及偏侧

性和身体每个部位的角色。

一 右半边与左半边

不可否认，阴阳与偏侧性也有一定的关系。右是阴性，左是阳性。由此可知，身体的右侧与阴有关，左侧与阳有关。下面，我们用相对性的概念来看：身体上半部分是阳，下半部分是阴。身体左侧是阳，右侧是阴。所以，身体下半部分的左侧就是在阴性区域中的阳，即阴中之阳。而身体下半部分的右侧则是在阴性区域中的阴，即阴中之阴。身体的上半部分是阳，但右侧是阴，

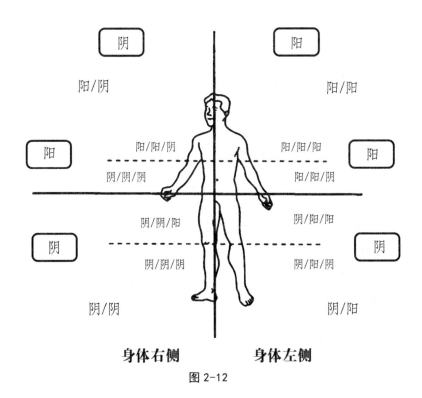

图 2-12

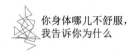
所以上半部分的右侧是在阳性区域中的阴，即阳中之阴。而身体上半部的左侧是阳，即阳中之阳。

继续前面提列举的膝盖的例子。根据上页图 2-12，可以看出是身体阴性区域出了问题，与这个部位阴阳之间的"连结"有关。如果是左膝盖的问题，就偏侧于阳性，我们可以更精确地指出问题与此人的阳性活力或人生阳性面有关。如果是右膝盖的问题，则属于阴性，问题与此人的阴性活力或人生阴性面有关。这样一来，我们就可以更深入地进行分析了。

一　深沉与浮面

我们在前面提过，阴对应的是深处的、被遮掩的东西，而阳对应的是表面的、明显的东西。以我们身体为例，深处的是阴性，例如器官；表面的是阳性，例如皮肤。别忘了，还有相对性的原则。身体中阴性的事物，它的表面是阳，内部则是阴。假如我们的肺部被感染了，这就与身体阴性区域中的阴性部分有关。与之相对的，如果胸膜（外部包裹、肺部表面）出了问题，就与阴性区域中的阳性部分有关。

一 连结身体各部分的是什么？（经脉与五行）

我们身体的各部分（器官与部位）是由什么连结起来，并延伸至心理与精神层次的，现在可以尝试着进行解读了。道家的概念在这个研究里扮演了重要的角色，因为它展示了极其深刻的联系，不过对认可笛卡尔理念的人而言，就会觉得有些迷茫了。

以经脉理论与五行法则为依据，我们得出了第一层诠释，使器官与身体各部分以及心理有了一定的潜在关联。"气"能量循环于经脉之间，而经脉又有与之对应的五行。正因如此，身体各部分之间的关系以及它们与外在世界的关系才会清晰地展现出来，也有助于我们知晓自己的某些态度或反应产生的原因。在我的上一本书中，我讲述了有机心灵的相关理论，对于我们理解精神与心灵之间极为细致且发达的关系有很大的帮助，脉轮的哲学将会派上用场。

首先，对人体中的十二经脉，我要逐条进行说明。可以对照第 72 页中的图（图 2-10）进行阅读。

金行

金行主宰我们与外界的关系。面对外界的自我保护能力，以及抵挡外来攻击的能力都由它决定。所以，它是我们的头盔与铠

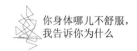

甲。它的保护层次是第一反应、没有思考过的，把我们带往反应性，甚至是瞬时反射。物理性的感受是它的感知层次，它同时也是主宰我们快速扫除或驱赶攻势的能力。

金可以切割（刀剑）事物并进行选择。这属于"司法"的判断，目的是寻求确切与正义。沉重、必需的选择，应该切割得干净利落，这就得依靠金行。有时，我们运作在理性反省的层次，会出现大量反省，进而导致僵化，这就是我们依靠"金行"选择、切割的原因。

接下来是唯意志主义，即被称为"自为意志"的世界。力量和坚韧可以造就事物，它像刀片一样，能切割其他物质，因为被它切开或刺穿的事物都没有它坚硬。

有两条与金行有关的经脉，即手太阴肺经与手阳明大肠经。

手太阴肺经（中国生肖属虎）

肺与秋有一定的关联，它可以吸收在生命活动中扮演非常重要角色的"气"的能量。"气"的能量来自于外界，氧气是其最主要的形式，当然还包括其他形式。这种能量在人体中转换为基础能量，然后成为生命能量。它可以赋予力量和抵抗外界攻击的能力。

肺负责协调人体外在与内在的平衡，主要面对外界的保护（皮肤），还要整合身体能量并充当心脏的助手，控制来自空气的能量。这些能量与血液相关，全身的器官都受到它的滋养。此外，肺也在能量转换的过程中确保能量的品质。如果身体想要合理地循环与滋养，就需要使地的能量（包括食物）与天的能量（包括空气）结合在一起，并形成基础能量。所以，如果身体没有被合理滋养，一定是这种结合没有得到正确的引导。

从生理的角度出发，手太阴肺经与呼吸机制相对应，同时和皮肤、鼻子、毛孔系统也有一定的关系。因为肺可以协调这些区域的热能平衡，并在气候急剧变化的情况下进行自我保护。从心理的角度出发，和它有一定关联的是针对"外界"的防卫能力，这就是上文中提到的"自为意志"的表现。它会对事物采取不明显的、隐蔽的（盔甲）行动，尤其是对内的事物。

它能量最强的时间是 3 点到 5 点，到达双手的拇指间时，路径结束。

手阳明大肠经（中国生肖属兔）

它扮演肺经辅助者的角色，也与秋有关。它可以运送与排出废物、保持气能量的活力，所以它影响着人体的一切排泄。就像

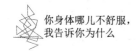
膀胱负责管理有机液体一样，它负责管理有机固体。我们食入、消化却没有被吸收的物质就由它负责排出体外。面对食物，它发挥这样的作用，也会用同样的方法对待一切触动我们心理的事情。如果它在运作的过程中出了问题，我们的身体（肺、肠、肾、膀胱）或心理的所有排泄都不会畅通。

作为肺经的"辅助者"，大肠经及生理与心理状况也都有关系。

它能力最强的时间是 5 点到 7 点，两只食指是它的起点。

土行

想法、反射、沉思都由它负责。它主宰着与记忆有关的，更确切地说是与经验有关的一切，还包括理性、实干主义、方向性、苦恼和墨守成规。

土通过两条经脉来吸收能量，协调我们与"物质"的关系，在此基础上主宰这种能量。与现实、物质世界有关的一切事物都由土来吸收和同化，嫉妒、羡慕、富足、浪费都与土行有关。足阳明胃经与足太阴脾经是与土行有关的两条经脉。

足阳明胃经（中国生肖属龙）

足阳明胃经与胃和整条消化道有关，并通过消化来接受并转换地的能量，主要负责消化食物，包括生理上（我们食入的）和心理上（我们的所见所闻、生活经验等等）的。它会汲取实际的（食物）或心理的（事件）营养，或暂时储存，或进行第一次的能量转换。它负责所有与实际食物有关的，并以此让我们可以控制自己涉入的食物。

身体在运作的过程中会产生热量，这与胃经有关，因为热量对于胃经和消化道的正常运作有积极的作用，而且与胃口有关。此外，它也负责形成母乳（别人的食物），以及生殖内分泌、子宫与月经的运作。由此我们可以发现，它与食物之间的关系非常重要，因为它主管人类摄入的（食物、信息）、给予的（母乳）与转换的（教育、训练）。

足阳明胃经有个主要的辅助对象足太阴脾经。从生理的角度出发，与它们相对应的是肌肉、结缔组织、肌肉群，位于嘴和唇上。从心理的角度出发，与它们相对应的是思考、记忆、理性与务实主义、反应与忧愁。

它能量最强的时间是 7 点到 9 点，终止于第二脚趾（食指）尖端。

足太阴脾经（中国生肖属蛇）

与足阳明胃经相同，足太阴脾经对应着"季末"。与它的经

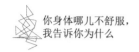
脉有关系的是消化机制的内分泌，包括嘴、胃、胆、小肠、乳腺与子宫的内分泌。在养分被分配到全身的过程中，它起到了主导的作用。其实，身体内部的组织不能直接使用养分，而需要由胃经与脾经先转换才可以。它还与空气的能量产生联系，然后转换为基础能量，这一过程需要肺经的帮助。

脾经控制着胃经的消化液，使其可以分辨食物是否有用。此外，我们吸收的液体由脾经主管。所以，身体内部的一切养分与能量都由脾经调节，并影响着负责一切经过消化、"接收"的物质之间的形式与质量。现实世界也有与其对应的，比如忧虑、没有安全感等。我们在职场中产生的焦虑感都与脾经有关。

在消化糖分时，脾经发挥了非常重要的作用。正因为有了它，我们对甜食的需求才能不断得到满足。在下面的章节中，我们将会进行讲述，它可以帮助我们从不同角度去看待糖尿病等现象。无论是在生理上还是在心理上，脾经与胃经所对应的部分都相同。

它能量最强的时间是 9 点到 11 点，大拇趾是它的起点，然后沿着足部内侧运行。

火行

由这个名字可知，它是我们身体中如火焰般燃烧的经脉。火焰属于内在的，个体的热情程度、明亮程度（心理与智慧的清晰明了）与其有关。与火行有关的还包括精神上的聪颖、学识、智慧和灵性，以及对事物的明晰判断、精神的自由、理解的能力、分析的力度。它使我们更清楚地看待事物，但也带有一定的主观性。

它会让我们感受到喜悦、高兴、欣喜和满足。火行主宰着情感的世界，但如果它发展得有些过度，所承载的热情就会演变成暴力。它属于不受拘束的一行，表现在感受、抒发情感和其他方面。只要有热情，就有火行。它一直影响着开朗豁达、积极投入、讲述与表达的能力，还包括热情、激情与热心。

手少阴心经、手太阳小肠经、手厥阴心包经与手少阳三焦经，这四条经脉与火行相关。

手少阴心经（中国生肖属马）

手少阴心经对应的是夏，它帮助身体内部适应来自外界的刺激，还可以调节大脑与五感的运行，我们的情感状态与其联系甚密。

道家人士认为它是器官与心灵的"君主"，直接决定着人的智慧与良知。手少阴心经、手厥阴心包经（道家人士口中的"宰相"）

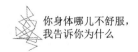

与大脑有直接的联系。如果心经出现不平衡，就会对其他所有经脉产生不利影响。血液输送和输血管道由其掌握。人类之所以能分辨味道，是因为它与舌头有关。

从生理层面分析，手少阴心经在前额，可根据颜色区分，对应的是舌头与血管。从心理层面分析，良心、智力、热情、灵感与其有关，但也包括暴力。它是爱情，是那种激烈的爱情，会灼伤人的、损耗性的爱情。

它能量最强的时间是 11 到 13 点，每个小指端是它的终点。

手太阳小肠经（中国生肖属羊）

小肠经和其所辅助的心经一样，与夏季有关。它是身体的"海关"，是君主身边的智囊团。它把输送到脾经的"纯"事物与输送到大肠经、膀胱经等排出内脏的杂质进行分离，进而保证食物的吸收质量。

在心理层面，它也起到了相同的作用。它保证了最精炼的养分被输送到各个组织，并使其得到最好的吸收（把接收到的信息进行个人化的处理，这是主观意识的开始）。这一转换的过程需要许多热量，这也是小肠经属于火行，并是身体最热部位的原因。另外，它在其他方面与心经有着相同的生理与心理特点。

它能量最强的时间是 13 点到 15 点，双手的小指尖是其运行的起点。

手厥阴心包经（中国生肖属狗）

心包经是一种虚拟器官，与心经有关，所以与火行相对应。在心经控制中央循环系统时，它会在一旁协助，此外它还能调节体内的养分。心经在与其他所有器官产生关系之前，都会经过心包经（在三焦经的协助下），力求平衡这些关系。它有点像发言人，向全身转达心经的命令。在道家人士眼中，它是"宰相"，心经是"君主"。所以，在我们身体内部发生的所有事情都由它连结并统一整合。我们对事物的内在概念化都由它创造、监督并决定，心经就是靠它监视着身体内部的各种指标与信仰。此外，性事及其平衡也由它主管。

心包经与血管结构、心肌和心包相对应，它直接影响着心理特质与品质，所以也与大脑有关。它可以促进循环，主管分配在生理（血液循环）或心理（思想的产生与变化、推理是否顺利、产生各种想法）上的事物。与它相关的情绪有愉快、高兴和幸福。

它能量最强的时间是 19 点到 21 点，双手的中指是它的终点。

手少阳三焦经（中国生肖属猪）

三焦经对心包经有辅助的作用。和心包经包含心经的道家元

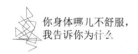
素类似，三焦经也包含小肠经的元素，并与火行、夏季相对应。它是小肠经的附属，还对心包经传出的能量有平衡的作用。三焦经会作用于毛细循环和浆腺，并通过淋巴腺来保护全身。循环的过程中，它通过作用于毛细管，尤其是毛细淋巴管，来辅助心包经。

从它的名字可以看出，它与热量有关联，并以三个互补层次——上焦、中焦、下焦——表现出来。对于三焦的各个特色，我在这里不进行具体说明，因为对本章内容的作用不大，感兴趣的人可以翻阅我的上一本书——《能量的和谐》。

事实上，三焦经主管内脏工作时的"气氛"，并使体内的热量达到平衡。它连结和协调着所有来自外界的事物与身体内在之间的关系。我们对所有外来信息概念化的事物都由它建造、监督、允许并规范，并使我们形成新的信仰标准。

从生理角度出发，三焦的三个层次在身体的不同位置。上焦与横隔膜（胸）上面的半身相对应，中焦与横隔膜、肚脐之间的腹部相对应，下焦与肚脐下面的腹部相对应。

它能量最强的时间是 21 时到 23 时，无名指尖是其起点。

水行

人体内所有与深层能量有关的事物都由它管理。可以把它比

CHAPTER **2** /// 怎样连结我们身上的事物？

喻成地下水流，拥有深远、强大、内敛且坚定的能量。它是人类内在最深处的历史积淀，与先祖能量有关。它也是"无意识"的能量，是我们构筑现实需要参考的个人结构图式。

由此可知，与水行对应的是我们的典型，生活的、传统的、家庭的，以及所有存在于我们无意识中的记忆，而不像土行对应的是我们有意识的记忆和经验的积累。水行是深埋于我们内在的秘密法则，比如今天我们会提到的存在于 DNA 里的，就属于水行。

所以，水行拥有惊人的力量。正因如此，水行才主管人类内在的力量、意志的韧性、进步的能力、深层次的思想（这并不是唯意志论）。我们长期累积的能量，以及与先祖能量对应的寿命长短，都由水行决定。此外，做决定（金行）的能力以及之后采取行动的能力都由水行负责。而且，它也影响着听觉。在生活的过程中，我们根据自身的能力结合以往的经验，并使其发挥更大的作用。它还制约着我们接受外界事物的潜力。

从心理与精神的角度出发，水行负责严格、确切、实施、听力、内在的恐惧等。

足太阳膀胱经与足少阴肾经与水行相对应。

足太阳膀胱经经（中国生肖属猴）

膀胱经是肾的辅助者，所以和肾一样，与冬季有关。在人体中，

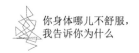
所有泌尿机制、肾分泌合作的脑垂体和自主神经系统都与膀胱经有关联。尿是它在体内液体浮化程序的最终产物。

这是能量转换的最后阶段。在生理上，膀胱经与肾的关系密切，而由它排出的尿是包含着脏东西与多余物质的不干净液体。在心理上，它同时也主管排出"陈旧记忆"，即我们内心确定要改变、要抛弃的沉旧而久远的记忆。这很好理解，因为自主神经系统与这两条经脉有最直接的联系，而前者可以视作人类无意识的生理性大门，我们最深处的记忆就在其中。

从生理角度出发，骨骼、骨髓、耳朵与这条经脉相关。从心理角度出发，严格性、生殖力、精准度、决定力、听觉与其相关。

它能量最强的时间是15到17点，双脚小趾尖是其运行的终点。

足少阴肾经（中国生肖属鸡）

肾经与冬季有关。它主管组织液的组成和排泄，而生命能量就要靠组织液维系。在面对压力时，它能指挥防御系统进行对抗，还会规范酸性比例与毒性物质量，这一过程需要浮化机制来实现。它还控制着两边的肾上腺，这也使它可以掌管我们的恐惧和面对外界的态度。肾经的管理范围很广，包括攻击、反应、逃避（肾上腺素）、冷静以及浇熄火气的能力（皮肤激素）。

肾经负责贮藏水和供应其他器官所需的基础能量。它还是保证阴、阳能量得以均衡的基础，而肾水与肾火的结合是生命不可或缺的。此外，左肾经对应阳（火），而右肾经对应阴（水）。它会在我们的身体上以不同的形式显现出来，因此这一偏侧性非常重要。

"生命力量"以肾经为基础，其中繁殖能量（精子与卵子的生殖力）尤为重要。凭借阴（水）的特质，它可以平衡基础能量携带的火，这种能量是与"生命"向量有关的"物质"的向量。

无论是在生理上与心理上，肾经都与膀胱经有关的元素相同。

它能量最强的时间是 17 到 19 点，双脚大脚趾关节是它运行的起点。

木行

木行与春季相对应。它是春天，即所有事物的开端。我们要开始做一件事情或展开行动的能力、想法和创新力都由它决定。在人漫长的人生中，它是出生与幼年的象征。木行负责身体的柔软性、内在的可塑性、肌肉的张弛度。

幼苗在冬季（水行）过后发芽，梦想是无意识（水行）的表现，主要依靠木行。它让我们在内心与外界旅行。所有与外部（喊叫、歌唱、戏剧、艺术表现）有关的，都由木行主管。

水行还负责我们与美的关系、感受与情感等，包括爱慕、尊重、

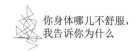
友爱、诚信，但激情由火行负责。由此可知，遵循内在原则的想法都与木行有关，但遵循外在原则时与金行有关。在此基础上延伸或与之相对的情感，比如担心被背叛或恼怒都是此行的表现，是因感受到威协或不平衡而产生的。所以，不管是在生理层面还是在心理层面，它对个体免疫的健全都有非常重要的作用。

足少阳胆经与足厥阴肝经与木行有关。

足少阳胆经（中国生肖属鼠）

足少阳胆经是肝经的"助手"，和肝经一样，也与春季有关。它负责分配全身的营养元素并均衡各部位的能量，还可以引导消化道腺体的分泌，如唾液、胆汁、胃液、胰液、肠道和十二指肠等。

在分配营养元素时，它负责整体的均衡与恰当，并与肝紧密合作。肝可以提供胆在分配营养时所需的基础元素，这就是肝胆融洽合作对能量均衡非常重要的原因。膀胱在"道德"层次上也参与了心理与器官的状态，这是天性使然。当它的能量均衡时，就可以面对一切，并能够坚持下去，有足够的勇气和耐力。当它的能量不均衡时，自信便会受挫，自己臆想出的失败会衍生出实际的失败环境。作为肝经的助手，它和肝经一起影响着与感受和情感有关的事物。它属于阳性，所以与外在事物有关，与生活、表达、接纳感受与情感的能力有关。同时，它也和直觉与人体内在的真情有关，这会影响胆的能量。

在生理上，和肝经一样，它对应眼睛、肌肉、指甲。在心理上，它与正义、勇敢、和谐、纯粹等想法有关。

它能量最强的时间是 23 时到 1 时，双脚的第四只脚趾（无名指）是其运行的终点。

足厥阴肝经（中国生肖属牛）

肝经也与春季对应。它让营养元素可以储备起来，进而协调活动所需的能量。在遭遇疾病时，它负责对抗疾病的能力，并通过打开防卫机制的能量大门来实现。它可以输送血液、分解与排毒等。要注意，它与情绪和感情有关。其实，依靠心经的血，也包含着情感。如果血是"不干净"的，情感的品质便会下降，而被情感滋养的情绪品质也会随之下降。

正因为与血液有直接关系（制造与组成），它才在免疫程序中发挥着重要作用。它可以排出毒素，安排凝血，并调节代谢。它可以决定能量的品质。和胆经一样，它负责协调我们与情绪和情感的关系，但这是在阴性层面，即"内在"，通过提炼、筛选，将感性转为情绪与情感。

在生理上，与肝经、胆经有关的元素是相同的。

它能量最强的时间是 1 到 3 点，双脚大趾尖是其起点，然后由外缘朝与脾经相对的另一侧运行。

CHAPTER **3**
身体的象征信息

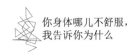
一 身体每个器官或部位的使用

前两部分的内容也许有些难懂，但它们却是我们必须要懂得的。现在，我们以身体为例，把这些理论转化为实际。身体是怎样被"制造"的？它可以一直存在的原因是什么？身体内部高效运作的各部位或器官又分别发挥了什么作用呢？

现在，我们将进入案例章节，在这里可以找到引发痛苦的原因。阅读第一部分的内容，可以避免我们犯断章取义的错误，或至少对在痛苦背后细微而深刻的内涵有所了解。这样一来，我们就可以用完整的生命个体来审视这些事情发生的重要性，而不是只关注当下的某一件事。此后，我们就能够尝试给予痛苦某种意义，而不是绝望地阻止警告信号发声。

在这一部分中，不会出现系统化的术语。举个例子，只要找到"膝盖"，就可以看到精准而翔实的象征列表。虽然有一些书籍也提出了这样的想法，但在我看来并没有得到实施。

无意识、内在主宰会发出信息，进而成为我们的痛苦或创伤。就如同梦境总是有一定的象征性，其程度的强弱度由遇到问题本身的强弱决定。你的梦境有什么象征，没有人能说得清楚。同样，也没有人能说清楚你的病痛有什么象征。我们能做的只是告诉你一些值得反思的方向和病痛可能代表的意思，但并不是所有人都受益于这些信息。我在某些书里看到过这样的例子：一位女性的左胸有疼痛感，我不能告诉她这象征着你没有好好照顾自己或你在你的孩子身上花费了大量心血。当然，这些话的部分可能是对的，但不能否认，还有部分是错的。虽然这能让说出这些话的人显得更有权威，就像一个知晓者，但却无法让这位女性成长。

所有人都有自己独特的历史，各有特点、截然不同，不应该做概括化的处理。以上文中的女性为例，我认为应该向这位女性具体说明胸部代表了什么？它作为女性特质的首要元素，可以让她们能养育孩子、给予食物、延续生命。所以，它代表两种事物：女性特质与照料别人的能力，尤其是照顾被视为孩子的人。因此这有可能与所有由她照顾的人有关，比如由她照顾的孩子。另外，女性在哺乳期或孩子处于婴幼儿期间，会一直以母亲的角色生活，并养育孩子。她抚养并保护这个完全依赖她的孩子，这里的孩子

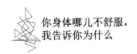
就是那些我们需要照顾、保护，或完全依赖我们的人。这让我们与"孩子"形成了一种特殊的关系，当"孩子"需要时，我们就可以完成别人不懂或做不到的事。所以，我们要为了"孩子"去理解、去行动或告诉他做事的方法。

最后再说左胸。在前文中提到过后天的真实层面，左偏侧性是阳性，即与男性象征相对应。所以我会请这位女性回忆一下，在她生命中的某一阶段，是否为了一位她视为孩子的男性（儿子、丈夫、兄弟、领导等等）操心过度，甚至到了忘我的境地。是否因为他需要"母亲"这一角色，而使她脱离了自己本身的角色？然后，我会请她认真思考她与这位男性的关系，尤其是有多少明确的"权力"关系。在思考的过程中，只有她是发自内心地想知道答案，才会成功。也只有她自己将我给她的行为模式与她的生命进行对照时，她才能透彻理解并主动去选择改变的态度。这位女性的痛苦是实际存在的，代表她正经历着不合理的情况（这位女士与这位男士之间出现了不合理的情况才使这位女士感到很痛苦），而痛苦的出现让她免于通过疾病释放内在的不适感。

由这个例子我们可以知道，痛苦的象征、其接触的部位及其部位的投射，与心理上再现的关系十分密切。接下来，我将绕过结构，而通过"功能"来讨论并解析身体的各部位、各器官或其组成的生理系统。为了审视人类的"真实"，这将是一种更开放与更聪明的视角。

这是最后一步，在此之前，我们先讲回身体偏侧性的问题。道家哲学及其对能量较为细致的整理内容衍生出了上文中提到的象征。右侧与阴对应，左侧与阳对应。其实，所有能量的流动都对应着某种象征，而能量又可以增强象征的征兆，对应着我们每天的生活。下图（图 3-1）是部分与阴阳相关的象征，也对应着人体左右侧的象征。

阴性象征	阳性象征
身体右侧	身体左侧
第一层级：母亲、女性配偶、女儿、姊妹 第二层级：一般女性、雌性、事物或自身的结构、右脑、感受 社会层级：家庭、公司（在社会上代表母亲、"滋养并保护在胸中"）、社会、教会	第一层级：父亲、男性配偶、儿子兄弟 第二层级：一般男性、雄性、事物或自身的人格、左脑、力量 社会层级：个人主义、阶层（在社会上代表父亲、"教养、形塑并以身作则"）、权威、警察

图 3-1

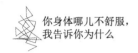
如果我们的身体出现了偏侧性，就可以根据不同层级，在与之相关的领域中找出当下可能发生的事情，还可以根据其程度的不同，在近期发生的事情中寻找。

知道这种偏侧性的对应，有助于进行基础的自我诊断。事实上，不管是一般性（柔韧度、胯部张弛、乳房大小等），还是特殊性（视力、听觉、常被撞、最常受伤一体侧等），所有人的身体都有习惯负责主管的一侧。这种偏侧性暗示我们一种自身内在动力的原理，直白地告知掌控我们或需要我们解决的事情，属于阴（表现为母性）还是阳（表现为父性）。

最后，我想要提及一个重要的理念，即信息需要被"读取"并理解。只有信息存在，并形成经验时才有意义。并不是信息出现反向作用或表示有状况时，这些问题、难过、苦恼就一定会出现。我来解释一下这句话：某个人通过尖叫来表达他的不适，但另一个人感到不适时，其表达方式不一定是尖叫。每个人都有自己的感受极限，也都有自己独特的表达方式。有的人在不舒服时会无法控制地大笑，我的顾客中有两三位就是这样。请相信，这绝不是因为他们很享受这种不舒服的感觉。

如果我们的腿感觉不舒服，就暗示我们正处在紧张的人际关系里。但是，并不是每次我们的人际关系紧张时，腿就会有不舒服的感觉。我们根据紧张产生的原因，可以选择另一种方式或另一种表现，除非我们知道并主动选择沉默。

还有一点需要注意，只有根据身体的信息与发自内心的呐喊，我们才能知道真正的问题，以及它产生于我们的内在，而非外在，更没有绝对的标准。正因如此，只有在某种特殊的意义下，信息的象征性才会产生作用，所以我们不可能提前知道某种行为会使我们遭受疾病或肉体的折磨。而生命法则的真实以及延续生命的能量平衡原则是唯一高于我们，在外部存在并可以施加于我们之上的。在先天中，我们选择了部分真实，它的主线是"所有的事物或心态，过度都是不恰当的"。所以，我在本书中列举的例子只是想通过实际的存在来展开想象、介绍不同人的经历以及与身体痛苦之间的某种关系，并不是为了证明什么。

这一切都以一条原则为基础，即我不要求你相信，只想要你试着去观察，你可以据此建立自己的信仰。这是我非常认可且时常提及的原则。在人生中，我始终相信，成功并不依赖信仰，而多是信心的问题（如果信心真的被视作问题）；而失败则永远是信仰的问题。

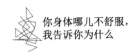
一 身体各部分的作用是什么？

人的身体是怎样构成的呢？

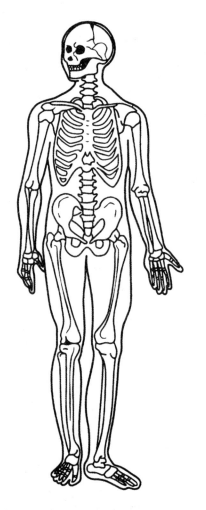

骨骼构造

图 3-2

首先，人体以骨骼为主轴建造。骨骼由骨头组成，骨头质地坚固关节可以活动，因此身体才可以行动。而骨骼则以脊椎为主轴。脊椎是人体的"主干"，它很神奇，身体的其他"枝干"从中生出。

在这个结构的内部，有我们的各种器官，并为每个器官的正常运行创造了最佳空间。这一切都得依靠非常精准的马达（肌肉）和缆线（腱、韧带）系统，外面还需要进行保护的一套能完全覆盖的包装（皮肤）。

左图（图 3-2）为骨骼

的构造，观察一下这个由骨头为主的构造，会发现它十分有趣。在身体中越重要的部分，越是生命所必需的，越精细的部分，就会受到越严密的保护。

腹部是负责消化与排泄的器官，虽然没有骨骼保护，但却由脊椎支撑着，并倚靠在骨盆的上面。它非常柔软，可以自由伸缩、晃动。肺与心更加重要，也由脊椎支撑，同时肋骨组成的骨架会对其进行保护。骨骼围绕着器官形成保护网，但仍满足了其晃动的自由与可能。而我们的脑则由骨质保险箱——颅骨保护，是完全封闭的状态。这些观察有一定的价值，它让我们意识到人体结构并不是随机生成的。

现在，我们对人体中的每个部分进行分析，并试着寻找能够解读信息的方法。

骨骼与脊柱

脊柱由多块不同功能的脊骨组成，包括 5（3+2）块骶椎、5 块腰椎、12 块胸椎、7 块颈椎。下面，我们根据这一组成分析人体构造的逻辑。

数字 5 象征着人与事物的基础（5 原则、5 感、5 指等等）。数字 7 象征着灵性、神性与精密性（7 种脉轮、7 大行星、7 色彩虹、

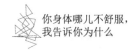
7音、犹太教灯台的 7 个分支等等)。骶椎(起固定作用,是起源)
与腰椎(可以活动,是基础)是脊椎的基础,它们都由 5 块脊骨
构成。颈椎构成了颈部,承载着头与脑,它们是我们身体中最精
细的部位,其数字为 7。胸椎支撑着我们的躯干,数字是 12,可
视作 5 与 7 的和(5+7=12,我们知道有 12 星座、12 个月、12 小
时、顺势疗法的 12 矿盐、12 主神等等),我相信这种关系不是
偶然形成的。

构成脊柱的每块脊骨都有其特殊使命,并充当分配者的角色,

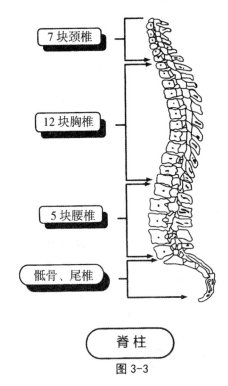

图 3-3

把从脑部传出的信息以震动的形式传递下去。所有人的意识与无意识两个层面，都要通过大脑（中枢电脑系统）、化学支援与身体进行沟通。指示被传递给身体中最小的细胞，并得到了中枢神经、自主神经或植物神经系统（交感和非交感系统）的帮助。根据不同的紧张与强度，脊椎"轴心"会释放多余的能量。

脊椎移位或脊骨周围的肌肉出现痉挛等，会立刻产生很大的疼痛感。如果不平衡或压抑的状态持续的时间较长，不但疼痛感会加重，还可能会转为关节病、椎间盘突出或某个器官出现异常。而这一现象的产生，准确地说是被发现的时间需要注意，即常在早晨刚醒来时，也可以理解为夜晚刚过的时候。无意识的表达与活动最密集的时间就是夜晚，内在主宰无法在喧闹的白天进行自我表达，而安静的夜晚则是最适合的时间。乘客坐在车上，与车夫有一定的距离；马车在路上行驶，自身和周围的噪音不绝于耳，这使车夫与乘客无法交谈。而只有等马车停下或途中出现意外时，二人才有适合交谈的环境。只有在最紧迫或最急切的情况下，我们才会主动实施"错误"的行动，让我们可以准确地解决像"闪到腰"一样的事故。仔细阅读下页表格（表3-1），你就可以清楚地理解关于"脊椎移位"的原则以及脊骨与器官之间的关系。

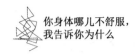
颈椎节数	对应层次	相关症状
第一颈椎	头、脸、交感神经	头痛、失眠、忧愁、眩晕
第二颈椎	眼、听力、视力、舌	眩晕、眼疾或耳疾、过敏
第三颈椎	脸、耳、齿	脸部粉刺、红斑、湿疹、牙痛
第四颈椎	鼻、唇、嘴	过敏（花草过敏、口唇疱疹等）
第五颈椎	颈、喉咙	喉部感染与疼痛
第六颈椎	颈、肩膀、上臂肌肉	落枕、肩痛
第七颈椎	肩膀、手肘、小指、无名指	对应部位疼痛、发麻与麻木

胸椎节数	对应层次	相关症状
第一胸椎	上臂、手、手腕、拇指、食指、中指、头颈交界处	对应部位疼痛、发麻与麻木
第二胸椎	心血管系统、心神经业	心血管症状或疼痛
第三胸椎	肺系统、胸部	肺部感染、胸痛
第四胸椎	胆囊	胆囊与精神问题、胆部引起的偏头痛、皮肤感染
第五胸椎	肝系统、腹腔神经业	肝与免疫问题、情感消耗
第六胸椎	消化系统、胃、腹腔神经业	消化问题、胃酸过多、吞气症
第七胸椎	脾—胰	糖尿病
第八胸椎	横隔膜	打嗝、腹腔神经疼痛
第九胸椎	肾腺	攻击性、反应性、过敏反应
第十胸椎	肾	胀气、中毒、疲倦
第十一胸椎	肾	胀气、中毒、疲倦
第十二胸椎	小肠、淋巴系统	吸收不良、关节疼痛、排气

腰椎节数	对应层次	相关症状
第一腰椎	大肠	便秘、结肠炎、腹泻
第二腰椎	腹部、大腿	痉挛、腹部疼痛
第三腰椎	性器官、膝盖	痛经、无力、膀胱炎、膝盖痛
第四腰椎	坐骨神经、腰部肌肉	坐骨神经痛、腰痛、排尿问题
第五腰椎	坐骨神经、腿下部	痉挛、腿下部迟钝、疼痛、坐骨神经痛
骶骨与尾骨	骨盆、臀部、脊柱	脊椎、骶髂关节问题、痔疮

骨骼疼痛与脊柱

骨骼与骨架象征着人体的内在建筑，代表着结构。如果骨骼有疼痛感，就代表我们内在结构对生命信仰有不满且感到痛苦。它们大多是无意识的，是我们最内在的原型、我们与生命的关联。我们的最高信仰（历史、文明、风俗、宗教）只属于内在原型的一部分，此外还包括较为私人的，如种族主义、真理、荣誉、正义、异常情况或恐惧等。骨骼是我们身体中最坚固、最坚硬、最坚韧、最内在的部分，其他所有部分都以它的构造为基础。其内部是丰富的骨髓，它被视为"人体内部智者之石"，可以制造出最精炼的人体炼金术。所以它象征着人体最内在，与人的生命有关的万物可以建立并依附在骨骼上和其周围。

如果我们最内在、最基础、与生命相关、与信仰相关的事物被彻底触及时，骨骼结构就会把信息传递给我们，使用的方式是让我们感觉痛苦或不舒服。举个例子，某些更年期的女性会有骨质疏松。某些女性把更年期视作失去女性身份的开始，但其内在的原型形象还是生殖的形象，所以骨质疏松才会发作。因为长期以来，生殖形象是女性在社会上的唯一形象。而大多数结扎或更年期的女性常会被丈夫抛弃，因为此时她们已经没有用处、不具

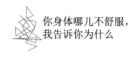
备生产力。

骨骼结构产生病变的可能性很小，因为病变常产生在身体的特定位置（腿、手臂、头、手腕等等）。信号的象征与这些部位有最直接的关系，但要注意一下，它表现的问题异常深刻，而且是结构性的，还与我们对个人的基本信仰产生质疑有关，但与信仰的对错无关。

脊柱侧凸

在目前提到的所有问题里，这一问题令人印象最深刻。因为脊柱变形很可能会引发最严重的问题，并有极其特殊的性质。脊柱从孩子成长时期开始对其身体产生影响，直到青春期结束后停止。首先，我们的解析从观察开始，因为它简单明了且值得讨论。孩子的成长就是他离开童年（至少在体型上）向成人前进的这一时期。脊柱在骨盆与肩胛骨两个轴承之间不断发展，这在他的生理成长上非常关键。

脊柱侧凸是指骨盆与肩胛骨不断成长，但是它们之间的距离却始终不变，而脊柱的最高点与地面的距离也不变。对一个孩童来说，这种现象象征着什么？在他的成长过程中，这又代表了什么？

肩膀与父亲相对应，是身体的阳性轴心与行动轴心（参考后文中肩膀与双臂的章节），髋部与母亲相对应，是身体的阴性轴心与关系轴心（参考后文中髋部的章节）。这是孩子在无意识的状态就具有的，与实际或象征性的或父母（教师、领导等）两个部分有关。一旦孩子觉得成人世界无法使自己满足，他想要进入成人世界的欲望就会消失，这导致他会排斥那个不吸引人的世界。这样一来，他就会无意识地继续留在童年世界。而他的外在成长基准（实际可见且可测量的基准）也会随之暂停，表现在肩线与髋线被"冻结"，它们之间将一直保持同样的高度、同样的距离。但是它们之间的脊柱却没有停止生长，脊柱被挤在两个固定的点内。情况严重时，脊柱侧凸就产生了。

脊柱侧凸的另一个特质是，它在青春期的末期就停止发展了。对于孩子而言，青春期是他根据外界的情况进行自我校正的时期，此时他会不断检验自己是通过什么方法找到自己的位置的，以及怎样喜爱自己与认识外界的能力。当他成功做到的时候，他的基准就不需要被"冻结"，而是可以继续生长。

讲到这个问题，我想举一个叫凯琳的 14 岁女孩的例子。她患有严重的脊柱侧凸问题，向专家咨询后，他们建议凯琳立刻穿上针对整个躯干的矫正衣，即使一天 24 小时从不脱下来，也至

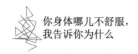
少需要好几个月才能使问题好转。

凯琳的父亲来向我咨询坐骨神经的问题时提到了她的问题，我给出了中肯的建议，希望他在做决定之前可以先多听一些医疗意见。然后向他解释了导致凯琳脊柱侧凸的内在问题。最后我建议他与卡琳一起去探究事情经过，以及帮助她调整这种让她感到不适的"错误程序"。我还向他提议，当我们进行这项工作时，同时要采取一种自我矫治疗法，此外还需要一位顺势疗法医生的帮助。在接受治疗的一个月里，凯琳的脊柱侧凸没有再继续发展（但仍有之前已移位的 1 或 2 度）。在经历了一整年的身高不变的困扰后，凯琳终于长高了 3 到 4 公分。

那么，凯琳到底发生了什么事呢？一年前，凯琳经历了失去所有基准的痛楚，这与成人的决定和自己的选择有关。搬家、转学和父亲的过度工作都让她难过不已，并从此丧失了对成人世界的信心。而那时，凯琳一位关系亲密的朋友，可以说是她心里的阳光，因为父母决定搬家，不允许她和凯琳见面或通信。凯琳再次感到自己被成年人"背叛"了。此后，凯琳在无意识中决定留在童年，并停止生长。在第三次治疗后，她告诉我，她梦到了"凶手杀害孩子"的噩梦，之后又做了一些事情。这时我就知道她已经放下心里的重担了。

　　说完了身体的主要结构，让我们来介绍一下它是怎样建造并连动的。从底部开始算起，身体包括下半身部位、躯干、上半身部位、头部。每个部位都能发挥其特有的作用，并直接对应其自身的功能。下面，我们将介绍每个部位或器官的关系，并展示它们独特的功能。

一 下半身部位

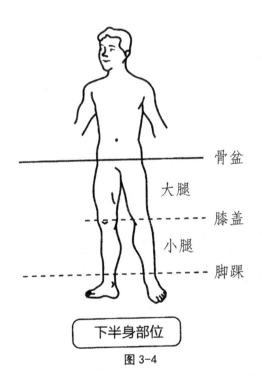

骨盆

大腿

膝盖

小腿

脚踝

下半身部位

图 3-4

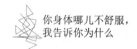
下半身包括两个部分、三个重要轴心，以及主要的运动机制，于脚部结束。其中，两个部分指大腿（大腿和股部）和小腿（腿肚、胫部和腓骨）。

髋部、膝盖与脚踝是连动机制，主要负责连接脚部、小腿、大腿与上半身。小腿的主要职责是什么？它又扮演着什么样的生理角色呢？小腿是机动载具，可以让我们移动，包括前进、后退，是它们让我们和世界、其他人产生了联系。小腿的"社会"象征非常明显，因为它们促进了靠近、聚集、联系、前进等动作的发生。和小腿有关的一切都与在空间中，特别是关系范畴中的动态有关。所以，小腿是关系的媒介，而且是这种媒介在心理上的表现与在生理上的付诸行动的部分。

下半身部位不适

在多数情况下，如果你感觉小腿紧绷或疼痛，那么意味着我们与世界或某人的关系出现了紧张的情况，我们处在进退两难的境地。疼痛感的位置越精确，紧张的类型就越能被发现且被理解。我们会具体讲述小腿每个部位的独特象征，然后以世界和他人的"关系"为基础结构，最后替换每个类型的信号就可以了。首先，我们解析小腿、髋部、膝盖与脚踝的连动机制。然后再解析大腿、腿肚与脚部的。

髋部

髋部是下半身部位中最主要的、基本的、"母亲"的连动机制。髋部是这一部位里所有运动的出发点，是我们关系世界里的最基本轴线。它被称为"无意识关系的承载者"（见第 130 页图 3-5），人的无意识在这里出现并通往意识。我们的内在图式，我们对于他人、世界关系的信赖，以及我们的生存方式，都需要靠髋部表现出来（指的是身体结构方面）。在这几种状态下，所有有关意识或无意识的变化，都会在髋部的层次上反映出来。我们内部与外部的深层力量，以及机动力、延展力等对应的就是骨盆与腰部的髋部。髋部开启了我们与世界的关系。

髋部不适

髋部易产生的问题包括疼痛、紧张、交锁、关节病等等，当我们对基础信仰有怀疑的时候就会表现出来。如果这个大腿主要的、基础的连动机制产生松动，就代表着我们内在所相信的、生命中最秘密的信仰出现了问题，经常表现在我们发现自己被背叛或抛弃的时候。

若是左髋部不适，意味着我们被阳性（父性）象征背叛或抛

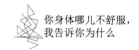
弃过。这让我想起我的一个病人，名叫叙尔薇，她曾在手术前找我咨询左髋部关节病的问题。在她讲述完自己"机械性"疼痛之后，我试着让她说一些与自己生活有关的事，进而发现其深层次的问题。我问："请原谅我问这样的问题。几个月前，是否有男性背叛或抛弃你？"她表现得很惊讶，随后说出了三年前失去丈夫的事实，但她不明白这与她的病有什么关系。于是，我向她具体讲述了无意识的程序在释放前是怎样运作的。她也承认自己确实把失去丈夫的经历看作自己被抛弃了，认为这是一种不公平。在经过两次协调、按摩和尝试处理这段记忆后，她的髋部逐渐好转。第二个星期，她已经连续两天没有一点疼痛感了。但由于内心的恐惧，她最后决定做手术。在这一过程中，我让她自己选择，手术后当然可以完全消除疼痛。

没想到一年半之后，她又来咨询我，而且是同样的问题，只是这次是髋部右侧疼痛。原因很简单，她的内在压力并没有得到释放。内心深处的伤口没有结痂，反而在身体的另一个节点表现了出来。我希望她能更深入地讲述自己的经历，她终于承认在丈夫去世后，她怀疑他的忠诚，认为他曾出轨，而且这种想法十分强烈，她感到自己被背叛了。因此，她的无意识需要把这个充满疑虑的伤口借由髋部排出。而表现在右侧，则因为问题与女性气质有关，当然也因为左侧髋部在一年前手术后，已经无法成为"表达"的媒介。

如果是右侧髋部不适，就代表着我们被阴性（母性）象征背叛或抛弃过。在这里，我想到了我的父亲。在他任职公职时，越来越多的让他接受不了的事情在办公室里发生，因此他感觉同事们"背叛"了他对公职服务的理解。他该怎样逃离这一个环境呢？某一天，他跌倒了，导致右侧髋部出现了不适感。随着时间的推移，这种疼痛感不断恶化，最后他已经无法认真工作了。有人建议他停职休息，但是这对来自农村、有着强烈责任感且信守承诺的父亲来说，更是让他气愤不已。

他说："我不能接受这样的建议，因为这代表我的工作要由其他人来完成。"为了避免发生这样的情况，他申请提前退休，并因此承受了严重的经济损失。那时，他还不知道在这个过程中，所有无意识的象征意义。退休后，他协助一位老朋友建造鳟鱼养殖场。开始时，一切都让他很满意。但随后，背叛感却再次出现。那位朋友每天都在贬低他的工作，虽然那只是朋友间的玩笑话。直到某一天，骆驼被最后一根稻草（意外的破坏）压垮了。父亲

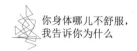
的右侧髋部髋关节病的疼痛感越来越严重,在离开这位朋友后不久,他不得不进行手术。

也许当时(距今已有 20 年)我知道,就能告诉父亲他正经历着象征性的背叛。在他更年轻的时候,也发生过相似的事。他的父亲从战俘营安全回来后,要卖掉家人在战前居住过的农场,而他持反对观点,并劝告他的父亲别这么做。但他的父亲并没有采纳他的意见,依旧卖掉了农场,然后在其他地方购买了一座新农场。此后,他就离开了家,去工厂工作了。我之所以说"也许",是因为我们并没有时刻准备去"理解"某些事情,也没有谁可以随意体验或改变别人的生命轨道。

膝盖

膝盖是大腿的第二个连动机制,可以折叠、屈折、弯曲,象征着谦逊的、内在延伸的、深层次力量的连结,是忠诚、接受,甚至投降与屈服的明显信号。膝盖是"接纳之门"(见第 130 页图 3-5)的代表,是髋部的延续,动力的反向延伸。作为连动机制,髋部只能向前折屈,而膝盖则只能向后。因此膝盖代表着放手、谦让,甚至退缩。此外,它也连接着意识与无意识。当我们处于某种能量浓缩的状态时,它代表了接纳从无意识到意识的某种情绪、想法。与之相反，当我们处于某种释放状态时，某种情绪和想法便会从意识走向无意识（参考 157 页图表）。膝盖代表着人与人之间的关系，以及我们接受这种关系开放或让步（并不是妥协）等的主要连结。在法语里，"膝盖"是 genou，它的发音和"我与我们"je-nous 很相似。

膝盖不适

膝盖产生不适感的原因很简单，它代表我们的内心排斥某种体验。膝盖从属于大腿范畴，由此可知这种紧张来自内在或外在世界、自己与他人或与自己的某种关系。膝盖的疼痛或"机械性"问题代表我们难以接受某种情绪或记忆，甚至有些排斥。与它有关的事物是某些意识的体验，震撼或干扰我们深层次信仰和内在的排斥。但是，与它有关的事物也可能是某些无意识（内在主宰的信息）、我们无法接受、成为日常与意识的情感、行为或记忆，因为它们打乱了我们的习惯，或是威胁了已被长期认证的信仰。

如果右膝不适，紧张感就与阴性（母性）象征有关。上文中提到过一位在球赛时右膝受伤的男人，他收到了妻子邮寄来的离婚信，但是他自己却拒绝离婚。现在，我又想起了一个例子。几年前，我跟随一位教练练习合气道。同时，我和几位朋友在巴黎

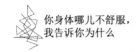

开了一家有一定规模的合气道场。为此，我们花费了很多时间和精力，有些人甚至因此影响了家庭与社会生活。因为那时我们都认为这是我们的事业，比其他事情都重要。在这个让我们骄傲不已的事业完成后，也象征着我与协会关系的结束。但在内心深处，我接受不了不断出现的，表示关系已经结束的各种信号。我根本就无法接受这种想法，因为我为此投入了太多。

后来，我的右膝意外断裂，我必须停止所有授裸与练习。我在练习合气道前热身时，发生了一次轻微的双重扭伤，但是这个膝盖已经折磨我好几个星期了。当时我还不知道我与协会和它象征的家庭关系已经要结束了。这种紧张感，而且在熟悉的环境里，和在发展事业时的压力，引发了我的扭伤。同时，我的右侧髋部（背叛感）出现了位移的问题。所以那时我不得不离开协会（母性象征）。经过深刻的自我反省后，我终于认识到这些信号的重要性。尽管要接受医学治疗，我仍在其他地方进行了恢复训练。后来，我的右膝痊愈了，我也可以再次练习合气道了。

如果左膝不适，那么紧张感则与阳性（父性）象征有关。现在，我以一位名叫弗朗西斯的年轻女性为例。她最近时常感觉不舒服，便来找我咨询。在谈话的过程中，我发现她的左膝有些不适。随后我问她是否与一位男性的关系出现了紧张的情况，她惊讶地看着我，似乎我是一位巫师。然后便承认了她与朋友正经历一段困难的时期，她无法接受他的某些行为。我向她讲述了膝盖与关系紧张之间可能存在的某些联系。在沉默了一会儿后，她突然喊道："是这样的！你说的没错，这种情况已经持续好几年了。我和一个男生同住，我们有同样的问题，都是严重的左膝疼痛。直到我们分开，这种疼痛感才停止。"我建议她回忆一下自己的过去，并反省她为什么会重复同样的错误，她的身体为什么会发出同样的信号。只有这样，我们才能迅速地为她的"不舒服"找到答案。

脚踝

脚踝是第三个，也是最后一个主要的连动机制，它使脚和腿部之间能够灵活行动。脚踝是腿部的连动机制，具有精细的行动能力。当脚固定在地上不动时，脚踝仍可以做某些动作。正因为有了脚踝的帮助，我们才能利用地上的倚靠（脚）不断前行，而且前行得更稳定、更迅速。髋部和脚踝是腿的两端。髋部是结构的基本连动机制的象征，以及人际关系的无意识表现；而脚踝则终结了我们与外部的连结，这表示它是我们与世界关系的指标。它是我们所持观点与信仰的连结，通过他人与我们的关系建立起

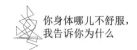
的连结。它代表了我们在生命中的决定、从事和改变（观点、标准的）能力的反映，并使我们与某些事情产生联系。在决策意义上而言，它是"决定之门"（见第 130 页图 3-5）。脚踝决定了我们在地上倚靠（真实的象征）的稳定性、一切行动及行动的延伸性、柔韧性。因此，脚踝可以视为立场与生活稳定性、强硬性或延伸性的象征。

脚踝不适

如果脚踝有不适感，比如扭伤、疼痛，那么就是由于缺乏稳定性或延展性而陷入了困境。这些不适感代表我们正处于一个备受煎熬的时期。在这个过程中，我们的某种立场、生活标准、公开表达安置自己的方法已失去作用，现实无法使我们满足，但我们又无法改变、无法"移动"。也许是原来的某些立场已经缺乏延伸性、柔韧性、稳定性或真实性。我们难以继续按照原有的方向前进，所以被迫停了下来。我们的立场已经失效了，不得不改变倚靠点，而它指的就是我们主动地接受或承认"外在"信仰。脚踝的紧张或疼痛感，可能也指我们当下有某件很难决定的事情或要做出重要决定时自己却犹豫不决，这正是因为我们要重新审视原本被我们信赖的立场。

如果右脚踝出现疼痛感，就与阴性（母性）象征相对应。我有一位名叫皮特的客户，他脚跟的阿基里斯腱疼痛不已，向我咨询其中的原因。因为他有慢跑的习惯，但这一疼痛已经打乱了他的生活规律，有时甚至严重到无法走路。在了解情况之后，我发现这一现象产生的原因是他的妻子，她是一位极端焦虑且神经质的人，尽管她没有恶意，但却与两个女儿产生了大的矛盾，使家庭氛围十分紧张。时间一长，皮特有些无法忍受这一状况，但是他不知道该怎样去协调她们的关系，怎样使妻子冷静下来。此外，他在工作中也处于紧张的状态。许多措施正在按部就班地进行中，但是他不清楚该用什么态度来适应即将到来的改变。在此重压下，两条最重要的阴性象征——女性与工作，用疼痛的方式在脚踝上表现出来。

如果是左脚踝不适，紧张则对应着阳性（父性）象征。贾克与法兰西斯都扭伤了左脚踝，这与在他们身上发生的事情有关。贾克的上司年纪有些大，无法传承公司的理念，但是他不知道该用什么方式告诉对方；法兰西斯的儿子吸毒，这使她烦恼不已，因为她不知道自己该如何面对儿子和外面的世界。

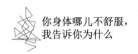
足部

足部支撑着我们的身体，是它在地上的倚靠点，我们就是依靠足部行动的。它让我们可以不断向前，不断取得进步，还可以倚靠，巩固我们的立场。因此足部象征着我们的立场、态度以及我们所扮演的角色。

足部是我们生命的标准、理想的象征。它还是我们在"关系"上倚靠的象征，这也是为什么所有传统文化里都有净足仪式的原因所在。我们可以通过这样的方式洁净我们与世界或神的关系。因为它使我们可以运动，所以也象征着自由。在中国，给女孩裹小脚的传统并非毫无理由，因为遏制足部生长可以限制她的行动，从而使女性始终处于依赖男性的状态。而在西方社会中，女性要通过穿高跟鞋来树立某种形象。随着女性的解放，我们发现高跟鞋的高度也在逐渐降低。现在，越来越多的女性，尤其是年轻女性都很喜欢穿平底鞋。

足部不适

足部有不适感象征着我们面对外界有紧张感，也许是我们原来的态度、立场遭到了质疑，或我们不被人相信、缺乏安全感等。我们常说的"穿小鞋"，意思就是不安定、恐惧或不敢肯定自己的意见。

如果右足有紧张感，就与阴性（母性）象征有关；如果左足有紧张感，则与阳性（父性）象征有关。一位母亲带着她 9 岁的女儿来找我咨询，孩子名叫朱迪斯。她的脚踝与左脚神经痛的病症较为严重，而医生的治疗结果是她将会坐轮椅。这种疾病非常严重，因为诊断的结果是因"体质"的骨质产生的疾病，当疼痛发作时，患者可能会自杀。

朱迪斯到底经历了什么呢？

她的父亲刚刚因重病去世。一直以来，她深受父亲的影响。但是父亲在人生最后的日子里，一直借酒消愁，这让他在朱迪斯心中的形象大打折扣。所以，在父亲去世前的两个星期，朱迪斯的左脚踝出现了疼痛感。而当父亲去世后，朱迪斯有一种不知道自己在哪里或失去依靠的感觉。她对父亲的依赖感太深了，后来父亲的形象却崩塌了，这些都导致了疼痛越来越严重。

由于朱迪斯的情况比较严重，我在对她进行治疗的同时还将她介绍给了我的两位朋友——顺势疗法医生和协助自我矫正的医生。两周后，朱迪斯不必再使用拐杖了，并且可以回到学校正常上学了。这一情况使她的主治医师颇感意外，甚至有些怀疑她之

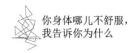
前的病是装的，否则她不可能在这么短的时间里重新走路的！

在受到了代表"权威"者（父性象征）的负面情绪影响之后，我对她再进行两次治疗，此后这种疼痛感就会消失了。

脚趾

脚趾是足部的末端，象征着倚靠点的细节末梢。它们被看作细节、结尾，对应的就是我们的立场和信仰的末梢，或是我们对某种人际关系所持想法的终点。结束或开始于每根脚趾的能量经脉会产生某种特殊模式或阶段，所以每只脚趾都有自己的细节。脚趾是外部世界、人际关系的尾声，它可以成为我们对其他人表达的工具。我们的无意识，但有效刺激或内心的紧张，都需要脚趾和它们尖端的能量点释放出来。

所以，和手指一样，脚趾也是很多被我们认为偶然且无意义的日常错误行为的主要发生地。其实，烧伤、压伤或扭伤脚趾都不是偶然现象，它象征着某种细微且明确的想法，或是在释放紧张感。之所以有这样的情况发生，是因为被称为源点的能量点就在脚趾尖。它是潜在的能量再生点，正因为有了它，才会出现新的动力，可以对旧事物进行补给并更改方向。

脚趾不适

现在，我要介绍一下每只脚趾的象征意义，以及它们可能产生的疼痛感。如果想具体了解这一情况背后的动力，只需参看本书关于能量经脉的部分，看看哪些经脉终止于这些脚趾，以及和它们相关的一般动力就可以了。如果右脚脚趾出现不适感，就对应着阴性（母性）象征；如果左脚脚趾出现不适感，则象征着阳性（父性）。

大脚趾

它是足太阴脾经和足厥阴肝经的起始点，唯一一个是两条能量经脉起始点的脚趾。它是我们在人际关系上的倚靠，以及我们之所以这样行动的基点。所以，女性在绝经期（更年期综合症，女性在即将丧失生育力时觉得自己已经没有价值了）时，常会发现这只脚趾会变形，医学上称之为拇指外翻。在一现象代表在与世界的关系中，我们的物质性（脚的内侧）或情感（脚的外侧）有些紧张。

第二脚趾（足部的食指）

它是足阳明胃经的结束点，主管与物质、物质消化有关的事物。如果我们在主掌某物或某项工作出现问题时，这个脚趾就可

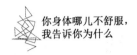
能会起水泡、长鸡眼、有不适感或产生创伤。

第三脚趾

它的上面没有生理经脉，但与它有间接关系的是手少阳三焦经。它是中间位置的脚趾，与平均、协调性有关。如果它有不适感，则象征着我们很难在某种关系中达到平衡，尤其是未来的某种关系。与前进、正向有关的恐惧可以通过这只脚趾表达出来。

第四脚趾

它是足少阳胆经的结束点，象征着我们与世界关系的细节，与之相关的是正当性、追求和完美。如果这只脚趾有不适感，比如紧张、痉挛或酸痛，就代表我们正处在克服某个困难的过程中，而这个困难也许与它的正当性有关。它或许是一种无法让我们满足的关系，最起码在现有条件下或条件的特质上无法满足。

小脚趾

它是足太阳膀胱经的结束点，是排出生理液体和陈旧记忆的经脉。当这只脚趾被撞倒时，会感到疼痛不已，我们是在寻求屏蔽陈旧记忆或已有的关系模式。此时，我们正在尝试改变已有的习惯和无法再能满足我们的、与世界和他人的关系模式。通过受伤或疼痛（身体上的损伤等）这一方式，来刺激能量，使陈旧的模式更轻松地被排除，让新模式替代旧模式。

大腿、股骨

大腿是髋部与膝盖之间的部分。在前文中，我们已经介绍了髋部和膝盖这两个连动机制所代表的意义。现在，只需要记住无意识的代表是髋部和骨盆。它们是"无意识之门"，即"融合之门"的发生点，更是我们与世界（包括我们自己在内的）的联系，无意识的重生之所。膝盖则是"门"（接受度的阻碍）。大腿是在股骨周围包裹形成的，它处于二者之间，并让它们连结在一起。也许它经历了记忆、恐惧或欲望，从无意识通往有意识这一过程的投影。这属于浓缩过程（见第 130 页图 3-5），是意识接受无意识之前的时期。不过也可能是从意识通往无意识，即在解放的过程中，在无意识之前，意识接受之后。

大腿与股骨不适

当大腿有不适感，如疼痛、痉挛、坐骨神经痛等，象征着出现了不想接受的记，或无意识深处的伤痕。如果回忆的力量太强，比如对个人信仰结构（骨骼）、个人对生命的选择产生质疑时，可能会导致股骨碎裂。

事实上，这也许与意识中、现实中已经接受了，但内心深处、

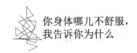

无意识却不能或没准备好接受有关。此时，他必须要让出一些在他心中比较重要的事物（比如在社会、职场、家庭中的地位提升），但其实他的内心是拒绝的。无论他是否真的理解其中的道理，他的内心都是排斥的。如果股骨内有疼痛或创伤感，就代表着不适感是关于我们的内在结构、信仰、无意识。如果大腿肌肉有不适感，相对来说就是不太严重的问题，因为与它对应的位置不是最内在的结构。

如果是右大腿出现紧张、疼痛或创伤，就对应着阴性（母性）象征以及与其有关的事物。我的一位朋友就是这样，他由于经济原因要卖掉房子。虽然他知道必须这样做，并且在聊天的过程中也表示自己已经接受了这一决定，但事实并非如此。因为母亲在这栋房子里住了好多年，如果把房子卖掉，就必须让母亲离开，他无法接受这一现实。那段时间，他要依靠反复的、时而激烈的疼痛感来释放紧张。根据他当时的心理状态与内在接受度判断，这种疼痛感会出现在右臀、右大腿、右膝。

与之相反，如果是左大腿出现紧张、疼痛或创伤，则对应着阳性（父性）象征以及与其有关的事物。以帕斯卡为例，在他16个月大的时候，左股骨产生了碎裂，很少有人在这个年纪出现这样的状况。因为帕斯卡当时太小，根本没什么记忆，所以很难判断他左股骨碎裂的原因是什么。多年之后，他的父亲因交通意外去世了。此后一段时间，他拒绝"见到"一些事物，左眼出现了严重的问题，但医生却检查不出这是哪种疾病或它是由什么病变导致的，所以决定开刀治疗，没想到问题在一天之内突然消失了。作为男性，他身上所有与父性象征（如层次、权威与自我定位等）有关的都在无意识中被影响了。几年后，当感情生活出现问题时，他不幸地在一次交通意外中再次左股骨碎裂。这次意外使他的家人意识到他内心深处的忧伤，那种无法表现、无法认可、无法肯定的忧伤。内心深处有十分强烈的情感记忆，却没有得到认可，所以出现了股骨的碎裂。随着时间的流逝，由他主宰的人生道路有些偏离，似乎要屈服于某种已经开启的、内在自我毁灭的程序。最后，为了停止这一程序，他不得不去休养中心接受帮助，并且进行自我重建。后来，他遇到了未来的妻子，并重新建立了自己的男性形象，过去的生活都在这一天开始逆转了。而他当时34岁半，和他父亲去世的年纪一样。

腿肚、胫骨与腓骨

腿肚、胫骨与腓骨在膝盖与脚踝之间。我们已经在前文中提

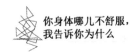
到了膝盖是接纳之门，脚踝是决定之门，即立场与真实经验的通过点。当我们的记忆（无意识）中产生一个新的想法，并打算接受（膝盖）时，就需要把这个想法融合到意识里，以及我们与世界关系的理念、我们的生命理念里。假如在融合的过程中出现了不和谐因素，紧张、疼痛、痉挛会在腿肚上出现，或胫骨、腓骨碎裂。这是通往足部的结构，这一切都要看我们决定的能量循环方向（浓缩或释放）。接下来会有两种情况：一是记忆、恐惧、欲望或经历，正在从无意识走向意识（从膝盖到足部），而我们当时正处在浓缩程序中，在意识接受后，整合到真实里之前（脚踝、足部）；二是从意识到无意识（从足部到膝盖），此时是解放程序，在整合到真实里之后，无意识接受之前。

腿肚、胫骨或腓骨不适

如果我们无法接受自己的变化，这一改变就会由经历强加在我们生命的外部。当我们改变意见，或改变平时与外界关系的立场时遇到的困难，可能会导致大腿疼痛，甚至是碎裂。而碎裂多与胫骨或腓骨，或者它们同时松懈有关，也许是本来的立场过于坚定，现在的紧张才会过于强烈，导致胫骨或腓骨无法接受外界强加的变化。腿肚僵硬象征着我们"活动"困难，继而让脚踝与足部代替它们活动、改变生命的依靠点。正是因为这种困难的存在，我们才会提及大腿的坐骨神经疼痛点，它确实与坐骨神经痛和它所象征的一切有关，但也不能忽略腿肚象征的细节。

当左腿肚出现紧张感时，就与阳性（父性）象征有关。这使我想到了克洛堤，她曾听过几堂我的个人发展课程。后来找我咨询问题，因她有左腿坐骨神经痛，特别是左腿肚的疼痛。我们曾合作过，所以她很轻易地找到了她无法接受，并想要从中得到解放的"创伤"。她的老板是一位中小企业主管，那段时期正在"强迫"克洛堤改变以往的工作模式，并请她协助训练某位员工。而长期以来，由于很多原因（和恐惧），她极为自主，甚至有些孤僻。在向我咨询过一次之后，克洛堤的左腿肚紧张感消失了，却转移到大腿与髋部，因为后来她觉得主管可能会背叛她，想用一个他认为很容易管理的员工来替代她。所以，我们还需要进行解放骨盆的工作，无论是在生理还是心理上。

当紧张感出现在右腿肚时，则与阴性（母性）象征有关。最近，科洛蒂来找我咨询，她的右腿，尤其是膝盖下神经痛。在解释身体与能量的关系时，我具体讲述了这种疼痛的内在象征。突然，她开始哭泣，并向我倾诉她工作时出现的困难。由于承受了公司

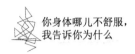

（母性）的巨大压力，她不得不做一个关乎职业生涯的重要决定。

而她无法接受这个决定，因为这会使她必须放弃某个一直被她"保

护"，并可能因她的离开而受苦的人。

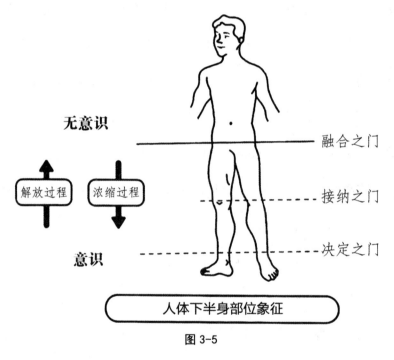

人体下半身部位象征

图 3-5

通过上图，我们能够想象并总结出身体的下半部，即腿部和

所有与之相关的事物。我们可以直观地看到发生了什么事以及事

情是怎样发生的。

如果我们下半部部位有紧张感，象征着我们与他人关系（欲

望、倾向、失望、无能、恐惧等等）和与自己的关系出现问题。

这种紧张感，源于无法达成的期望，或外在的无可奈何。在面对一种态度、一种角色或一种立场时，我们虽然身在其中却不知该如何自处。

下面，我们开始讲述身体的上半身部位，包括手臂、肩膀与颈部。

一上半身部位

手臂和颈部通过肩膀的协助与躯干相连接，让我们可以接触、把握、获取，也可以拒绝、环抱、抓紧、窒息、囚禁，它们还是

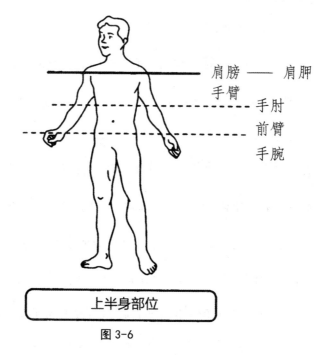

肩膀 —— 肩胛
手臂
手肘
前臂
手腕

上半身部位

图 3-6

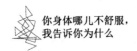
我们行动的媒介。它们是行动、主宰、力量、权力的象征。所以手臂似乎代表了我们针对他人、行为，甚至是某种判定，双手或在这个意义的基础上进行延伸，成为选择的终点。由于上半部部位的存在，我们可以保卫、防护且自我保护。它们是行动与选择的载体，可以使概念逐渐成为真实或真实的行为。以它们为载体，行为可以表达存在，概念可以过渡为真实，阳性可以在阴性中表现。和腿部一样，手臂也由两个部分组成：手臂（二头肌与肱骨）与前臂（桡骨与尺骨）；由三个连动机制区分：肩膀、手肘与手腕，它们在主宰部位——手部终止。

上半身部位不适

当我们的手臂感觉痛苦或紧张时，象征着我们在外部或内部世界的行动中，感受到了紧张。它们向我们传递的信号是对某事、某人行动，或选择有困难。很难完成的行动、掌握或控制的欲望，借由紧张感抒发出来，并像腿一样，最终碎裂或裂伤。手臂出现不适感时，也许代表我们在向真实过渡时遭遇了困难，尤其是在认可了某个内心深处的想法、计划或概念后。知道了手臂、肩膀、前臂、手腕等各个显示紧张的部位，我们就能更详细地了解难以行动的原因了。手臂也象征着我们与权力和所有物的关系，以及是否能放弃某事的能力。

和腿部一样，我们将先探讨连动轴心，然后是手臂、前臂与手部，最后给颈部留一点特殊的位置。

肩膀

就像髋部对腿部的作用一样，肩膀不但是手臂的基础连动机制，还是手臂的最主要轴承。它是行动、主控能力和意志力的深刻概念轴线的象征。肩膀让我们与掌控世界的行动与意志产生关系，以及在无意识中，留下这种关系的轨迹。肩膀的象征范围包括行动的能力、主动性、意见、想法等。和肩膀有直接生理关系的是我们内心深处对某事或某人的行动欲望。和髋部一样，肩膀也是融合之门、无意识之门（见第 151 页图 3-7），但与它有关的是行动。在这一阶段，欲望与行为意志会不断出现、释放，然后在真实中显现出来。

最有趣的是这个"门"的意象，锁骨 clavicule 是连接肩膀与胸部（胸骨）的骨骼，clavicule 来自于拉丁文，意思是"小钥匙"。锁骨与胸骨在脖子的脉轮下进行连结，有自我表达的意思。有趣的是，行为和行动是人类降生时唯一的表达方式，而肩膀就是这一表达的出口。

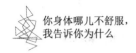

肩膀不适

如果肩膀（肩头、斜方肌、锁骨、肩胛骨等等）有紧张感，表明我们在行动上出现了困难。这些紧张感代表我们的行动欲望被约束了，尤其在方法上。具体来说就是我们在行动时有受阻感，并不是因为我们自身能力不足，而是因为我们缺少帮助或受到外界阻碍。此时，我们觉得外界（或我们自身的囚禁）阻碍、不同意，不提供工具或反对我们行动。所以，能量只得在肩膀处滞留，无法传到手臂。疼痛感不是那些只想不做的脑细胞的抵抗引起的，而是斜方肌导致的。

如果左肩有不适感，就对应着阳性（父性）象征；如果右肩有不适感，则对应着阴性（母性）象征。这让我想到了来找我咨询的安德瑞，右肩的疼痛折磨她很久了。当时她正陷在一件非常困难的事情中，原因是她的女儿。她的女儿总是无忧无虑的，自己开了一间体操与舞蹈教室，但是要求安德瑞在财务上给予她支援和担保。然而，因为女儿过度的无忧无虑和突然的经济危机，导致教室出现了严重的困难。安德瑞的想法是拿回或至少保障财产不受损失，所以近几个月一直寄希望于女儿能关闭这个教室。但在法律上，安德瑞不是教室的管理者，对这件事没有决定权。

她无法对女儿做些什么，或强迫她关闭教室。所以她认为自己被阻碍了，是外界（法律、合约、女儿等）产生的阻碍限制了她的行动。企业、法律、合约、女儿（阴性象征）、无法实施的行动与阻碍（肩膀），这些因素综合在一起，使右肩受到阻滞并产生疼痛感，以此向她发出清晰的信号，同时也通过疼痛释放紧张。

手肘

手肘是上半身部位的第二个连动机制，相当于膝盖，也与屈服、软弱、出让有关。它赋予了手臂一定的机动性，可以使它朝各种方向转动，包括向所有水平与垂直的轴线延伸，但无法向后，这是与膝盖不同的地方。当行动的意志不强时，便会在手肘这个连动机制上表现出来。手肘是行动的接纳之门（见第151页图3-7）的代表。同时也是浓缩（从无意识到意识）或解放（从意识到无意识）在意识与无意识之间连结的代表。在这一阶段，我们的感受、情绪或行动的想法逐渐形成，并根据它们的接受程度再决定改变与否。

手肘不适

手肘出现不适感，是我们很难接受某一经历或情况的象征。因为是手臂部分的不适，所以一定与行动、做有关。可能出现了

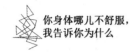
某些事，或有人做了某些事，被我们拒绝了，或无法被我们认可，或我们不接受却被要求必须接受。也可能是某些我们必须违背自己想法去做的，或我们想用其他的方式，或没有必要做的。手肘出现紧张感时，象征着也许是别人或自己的行动方式，根本不适合自己，扰乱了原本的行动习惯、信仰，或降低了我们对这些方式的信赖感。

如果右手肘出现疼痛或创伤，就对应着阴性（母性）象征；如果左手肘有不适感，则与阳性（父性）象征有关。举个例子，阿尔威曾因肩膀和二头肌疼痛来找我咨询。事实上，他整个左半身几乎都有疼痛感和紧绷感。多年前，他在到达法国后立刻接受了唾腺手术，之后的 20 年，他身体的左半边总是被撞或受伤。他来咨询我时，肩膀是疼痛最集中的地方，后来转移到了两个手肘，而左边比右边的痛感更强。

这是因为在阿尔及利亚独立战争时期，阿尔威遭遇了不幸。他的父亲在那时被捕了，后来竟失踪了，而且一直都没有消息，家人只能认为父亲已经去世了。在父亲失踪几个月后，阿尔威的左唾腺出现硬化。尽管治疗了许多次，但最后还是得开刀，手术很成功。但即使接受了手术，阿尔威也没有对过去的事释怀，所以左半边的身体不断发出信号，向他传达痛苦。阿尔威始终没有接受过去的事，这是他虚弱的最主要原因。而在工作过程中，阿尔威遇到了很多令他难以接受的问题与限制。他的肩膀、二头肌与手肘都有非常明显的疼痛感，不断向他传达行动被阻的信号，而左侧尤其明显，象征着他的父性创伤一直都存在。

手腕

手腕是手臂最后一个连动机制，具有完整机动性。它通过前臂与手肘连接，并使手——行动的最终媒介——可以往各个方向转动。手部通过手腕与手臂相连，并具有一切潜在的机动性，连结着手腕形成了传递行动（手臂）与实施行动（手部）。手腕象征着选择、包含之门（见第 151 页图 3-7），但与之相关的是行动的世界。当实施一个行动时，首要的传递者是手臂，最终的执行者是手部。手腕使手部具有完整的机动性、延伸性、方向性，并让它与手臂进行联动。所以，它成就了行动与意见中的机动性、延伸性、柔韧性，也反映了我们的想法，与之相关的是追求权力的特征。它代表了我们在行动、掌控力、想法的明显表达等指标在意识上的连结，而肩膀则代表了这些指标在无意识上的连结。

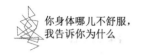
手腕不适

手腕在传达紧张时，常表现为扭伤、疼痛或创伤，象征着我们在行动、欲望、意见里的柔软度或安全感不足。它们代表我们与行动的关系以及行为里缺乏安全感与稳定性。为了让手腕更强硬，我们会主动去强化它。我们在行动里的坚韧性也由紧张传达，即我们在外界（物品、物质或存在等）以及在自身中追求权力。如果我们妨碍自己去行动，却不给自己充分的可能性，手腕（与手部）就会软化并产生疼痛感。如果我们要阻止囚犯行动，就会锁上他的某一部位（锁在脚部是为了防止他逃跑），手腕就是这一部位。但是，如果我们想做的太多，手腕也会通过疼痛来传达反抗，以此来阻止过度使用意志与力量。通过这样的方式，内在主宰就会迫使我们放慢脚步！

如果右手腕产生疼痛、创伤或紧张感，与之相关的就是阴性（母性）象征，与左手腕有关的则是阳性（父性）象征。几年前，那时我学习合气道有三年时间了。在练习的时候，我迫切想要战胜所有困难，并一直为之努力着。我规律且持续地练习着，和外界相比，合气道把越来越多的个人力量赋予了我，那是某种没有被驯服的力量。我相信内在主宰发现了这一问题，因为在一次阿维宏的合气道培训中,我的手腕非常疼痛,甚至无法让我在培训中对付或紧缚对手。我只能选择放手,或放松我对待人生的方式和我的"对手"。那时,我根本没有意识到这是内在主宰传达的信息,并对突然间的无能感到厌恶、痛苦和不公平。随后的两年,我不得不包扎着我的手腕,还要忍受着疼痛工作,因此我必须改变工作态度与工作方法。直到有一天,我突然意识到,在我与世界的关系中,我是多么以自我为中心。从这天开始,我的手腕就痊愈了,疼痛感没有再出现,即使每天的工作量非常大(讲座、培圳、练习、咨询、按摩等等),也没有再发作。

手部

手部与手臂的关系和脚部与腿部的关系一样,是它的主宰。手部是手臂的端点,可以实施一切无法实现的行动。它象征着实施行动的最后阶段、结尾与细微之处。另外,"手"(main)与"显现、显著"(manifestation, manifest é)的字源是一样的。手部是从想法到真实的过渡,代表了倾诉、沟通。这不仅对聋哑人意义非凡,在许多文化里也扮演了重要角色。与口语相比,手势更具感染力且引人注目。研究显示,手势在非口语沟通上发挥了非常重要的作用,这种沟通方式是我们最早接触并使用的。通

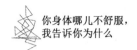
过手部接触，母亲与孩子的关系、认识与感情的交换及符号，都可以完成，所以它被视为传递和沟通的载体。它促进了施与受的发生，它可以接触、感知，甚至代替眼睛，所以它也是感知的载体。在手的帮助下，能量才可以被感受或被传递。按手礼既是宗教仪式的一个环节，也可以使人平和。手掌是能量的发送器，手指是能量的接收器。另外，每根手指都是经脉的开端或终止，而手指的作用就是由这些经脉输送的能量决定的。我会在下文中介绍每根手指的作用。

手是行动的最终支点，象征着权力的载体与力量。在一些文化里，它是皇权甚至神权（在神的手心）的代表。手部有获取、握住、抓紧、囚禁、捏碎的功能。另外，握手是我们认可自己与对方关系的一种方式。如果谁想放弃自己的权力，就会交出他们的手。我们可以通过这样的方式发现手部的多种角色，不管具有怎样的象征性，都与手臂有关。不同的地方是，手部是最后的执行者，而手臂则扮演传递的角色。如果用箭来象征手臂，那么手部就是箭头，而手臂则是箭杆。箭的行动状态由箭杆（手臂）传递，但箭头（手部）使它完成了穿透目标的使命。

手部不适

如果手部不适，象征着我们与外界的关系出现了问题。紧张、疼痛、苦楚象征与外界的关系中，我们扮演着主宰、权力、掌控、渴望的角色。也许我们因为支配、恐惧，而想要控制、抓住、掌握某事或某人。如果手阖上了则代表退缩，是害怕事物逃离，或自我保护或准备攻击（握拳）。

有时，我在与患者交流的过程中会做这样的比喻：生命以及在生命中发生的一切都可以视为一把沙子，如果想要拥有并保留它，我们应该打开双手，因为当我们阖上手抓紧沙粒，想以这样的方式占有、保留它时，它就会从指缝间流走。如果手打开，则代表着和平或接纳；如果手握紧，则代表着战斗、大喊报仇或胁迫。手部与手腕紧紧地连在一起，如果一方感到痛苦，另一方也感同身受，那就象征着如果"放松"外界意志、掌握、占有或权力有非常大的困难。

这使我想到了 40 多岁的多米妮可，她是一位女性，患有类风湿性关节炎。她性格开朗外向，非常热情，与外界有强烈的、与无意识相关的权力关系。在与生命和他人斗争的过程中，她处于支配地位，并极其自然地指导着一切。因为她本就性格外向，

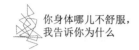

这使她发号施令时显得得心应手，而与她有交集的人，也在用自己的方式适应她。她选择了自己喜欢的丈夫，虽然外表非常强壮，但行动与意志却稍显不足。她也意识到了这一点，并认为"他没有能力做到"，所以她主动为他行动并进行指引。她与权力的这种关系，对她的内在并没有益处，还导致了她的风湿病，两边手腕尤其严重，之后又在双手发作。这种风湿非常特别，因为它具有发展的特性，我们不知道该如何阻止它（我们没办法越过它而掌握权力）。第二个特别之处是它属于"自体免疫"疾病，组织因无法分辨其细胞，便把它当作"敌人"，最终结果是自我摧毁。多米妮可的组织为什么会把手腕与手的细胞视作敌人呢？难道它们滥用权力导致了它们被定义为有害的，就如同多米妮可的行为对她的人生、幸福、未来等等而言也是有害的吗？这会成为她实现生命之道的阻碍吗？我相信她要思考的事情有很多，并且越快越好，因为她的手腕与手部已经接受过很多次手术，而且感染已经蔓延到她身体的其他部分了。

手指

手指是"细节"，象征着手部的细微终结，也是主体行为的终结。每根手指都有一种特殊细节作为代表，如某一模式或特定阶段。在解析时，我们可以参考终结或起始于不同手指的能量经脉。手指不仅是周边元素与行为的结尾，还是个人表达与反应的工具。以手指与指端的能量点为媒介，紧张可以在无意识中被效地刺激或释放。所以，它们也是许多细微、看起来是日常偶然的错误行为的发生地与工具。但是，手指的割伤、卡住、烫伤、碎裂、扭伤不是偶然，而是与某种细微但清晰的、寻求表达的程序或释放紧张有关。指端的能量点是"源点"，也是潜在能源的再生点，通过它，某种新的动力会产生，而旧的动力则"补给"并转移，所以这种程序才会产生作用。

手指不适

下面，我大概介绍一下每根手指的象征，以及表现出来的疼痛。如果想知道它背后的所有动力，只要翻看本书能量经脉和手指与其含括的一般动力部分的内容即可。如果右手指紧张，就对应阴性（母性）象征；如果左手指紧张，则对应阳性（父性）象征。

拇指

拇指是手太阴肺经的终点，是面对外界时保护、防卫与反应的手指。最懂这个的要属孩子们了，所有国家的孩子都会说："拇指，暂停。"或"拇指，我不玩了。"如果他们缺乏安全感，就

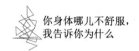
会吮吸拇指。而现在，更多的孩子吮吸中指或无名指，而不是拇指，这代表着失去指标、深层次的安全感不再被需要了。拇指象征着外部世界的安全，代表着自我防卫和保障，而中指与无名指并不代表自我防卫，而是代表寻求安全，是为了通过与他人的连结、形成同盟来获取安全感。此时寻求的安全感是内在和外在（自己与家人）统一的，此外还会寻求权力和行动的能力。

另外，拇指也是悲伤或挫败所代表的手指。事实上，创伤（如夹住、割伤、扭伤、烫伤、碎裂等等）或拇指发生病变（如风湿、关节病等等）与期望被保护、防卫，或在臆想的世界中被攻击，或与悲伤、挫败的情绪有关。

食指

食指是手阳明大肠经的开端，象征着保护，但其意义却在释放、甚至向外界排除之上。所以它成了要求、控告、威慑力，甚至具有威协意味的手指。它吩咐、指引，然后威胁主体朝某一方向转移。如果食指出现紧张或疼痛，与之相关的是自己不想让某些事物继续存在。因为我们"无法接受"这些事物，最后只能进行广泛意义上的"消除"（胁迫）。大多数情况下，它只是单纯地想"消除"令主体感觉别扭的经验。如果过度指导的威权主义可以被表达出来，那么食指就会有紧张或疼痛感。事实上，排放其过度性是必要的过程。

中指

中指是手厥阴心包经终止之处。它是内在建构、内部管理事物和性事的手指，它代表我们自己的经历和行动的满意度。中指显现紧张，反应我们对事物的发生方式或处理方式的不满。

无名指

无名指是手少阳三焦经的起点。它是事物整合、协调我们内在关系的手指，是代表婚姻或合约等形式的戒指所在的手指。如果它产生了创伤或疼痛，象征着我们在结合、整理内在事物或周围事物的时候出现了困难。它向我们表达的是，想协调我们之内、我们生命所有组成之间的关系是多么困难。

小指

小指是唯一一根有两条经脉汇集的手指，分别是手少阴心经（以它为终点）与手太阳小肠经（以它为起点）。它是细致、完美的，但也是情绪化的、虚假的。当我们与上流社会的人喝茶时，为了使自己看起来高雅，会翘起它。如果小指有紧张感，象征着我们内心想要表现出情绪上的紧张，或是肤浅的态度，或过于主

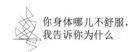

观的倾向。事实上，这时的我们太过与投入当下的角色，却对我们的天性投入不足。

手臂（二头肌与肱骨）

手臂是肩膀与手肘之间的部分。在前文中，我们已经介绍了这两种连动机制象征的细节。我们大概回忆一下前文的内容，肩膀与肩胛骨重现了和行动之间无意识的关系，代表了位于无意识之门后的通道，我称它为融合之门，即无意识与对世界和存在（包括我们自己）行动的关系。手肘是接纳之门与栅栏的门。手臂围绕着肱骨形成，在融合之门与接纳之门中间，并把二者连结在一起。所以它可能代表了从无意识到意识时，想法通过阶段的投影，或行动的欲望，这是浓缩过程，即在意识接纳之前。但也可能代表了从意识到无意识的过渡，这是解放过程，即在意识接纳之后，进入无意识之前（见第 151 页图 3-7）。

手臂不适

当手臂出现紧张的感觉，比如疼痛、痉挛、神经痛等，代表个人感到行动出现了困难。与行动能力有关的记忆或伤痕如果在无意识深处出现，而主体不想接受时，就会通过手臂的疼痛感表现出来。如果出现的记忆力量太强，或冲击了个人信仰结构（骨骼），可能是会产生肱骨碎裂。此外，手臂出现不适（疼痛或创伤），可能因为自己的失败、在职场或家庭中无法做成某事、或对结果有恐惧感等。

这还可能因为，虽然在意识上接受了某一经历或经验，但内心深处没办法或没准备接受。举个例子，某人不得不把他认为重要的某些事物让出来，比如计划书、技术成果、职位等等，虽然表面上已经接受了这一决定，但是他的内心深处并没有真正接受。即使他给予这件事情充分的理解，但内心还是拒绝接受。如果紧张（疼痛或创伤）出现在肱骨，那么与之相关的则是个人对其行动的深层次结构、无意识中的信仰结构与价值观。如果出现在手臂或肌肉上，则是较轻微的显现。

如果右手臂出现紧张、疼痛、碎裂，那么与之对应的是阴性（母性）象征。如果左手臂出现紧张、疼痛、碎裂，那么与之对应的是阳性（父性）。还记得前文中说到的阿尔威吗？我还要讲一个关于他的故事。他在职场中体验到的紧张情绪明显地表现在手臂、肩膀与手肘上。那时，他认为是外在世界（肩膀）导致自己毫无作为，或事情没有按照他预想的发生。在无意识里，他知道事情的原因并给予了理解（手臂），但因为他认为这不公平，或不合理，

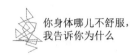

所以无法接受或认可那些原因，连去了解都觉得有困难（手肘）。

所以由于意识不承认这一事情，能量就只能停留在手肘间。

前臂、尺骨与桡骨

它们在手肘和手腕之间。前文说过手肘是接纳之门。就选择层面而言，手腕是包含之门（和脚踝类似，没有决定的意义）。而在现实世界里，前臂是行动意志行进的第一步。如果我们打算做（或发生了）某事，内心深处的记忆（无意识）被触动了，并得到了我们的接受（手肘），我们就会选择并做一些自己可以完成的事情。当在这一过程中出现困难时，比如我们因为不知道该使用哪种方式而犹豫不决，前臂就会产生紧张、疼痛、痉挛等，甚至手腕附近的尺骨与桡骨会碎裂。我们的依据是身体在手部与手腕前后的部位，这主要由我们选择的能量循环方向（浓缩或解放）决定。因此，可能是事物从无意识通往意识（从手肘向手部），即浓缩程序，在意识接纳之后，走向真实（手腕、手部）之前；也有可能是从意识通往无意识（从手部向手肘），即解放程序，在无意识接受之前，走向真实之后。

前臂、尺骨与桡骨不适

这是向我们传达在行动时感受的困难。如果手臂出现疼痛感甚至碎裂，可能是因为我们在选择上遭遇了困难，或是对行动方法一无所知，或是面对了新的、不习惯、不确定的事物。由于自身过度紧张，而行动或选择却仍旧原地踏步。虽然外界在我们身上强加了"转变"（改变的必要性），但并没有获得我们的认可，因此尺骨或桡骨，甚至它们会一起"松懈"。只要前臂有一点不舒服的感觉，就代表着我们很难有所作为、很难让手腕和手部发挥机动性、改变行动方式的作用。

当左前臂有紧张感，与之对应的就是阳性（父性）象征；如果是右前臂，与之对应的则是阴性（母性）象征。

颈部

颈部在头部与身体其他部位之间，是脑与手臂、腿等"执行者"间的纽带。一切行动上的意志或选择，先从最下面的脑神经开始，然后传达给最能将命令完成的器官或部位。由此可知，颈部不适是欲望或想法没有出现、没有对身体的器官下命令时的所在。此时，它们与外界没有任何关系。颈部象征着从概念（脑、想法、欲望、意志等等）过渡到真实（行动、实现、关系、表达等等）的阶段。

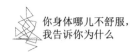
颈部不适

如果颈部出现紧张、疼痛或痉挛，则意味着我们很难把想法、欲望等变成现实。和肩膀不一样，颈部是事物没有抵达通往行动之门前的阶段，这也代表我们无法使它从想法转变成真实，因为我们自认为完不成，此刻的挫败感源于我们自己，而肩膀被阻却是外界的原因。而疼痛感沿着左侧或右侧肩膀不断延伸，则进一步说明了我们是在阴性或阳性象征的影响下，承认自己是无能的。

说到颈部不适，落枕是最经典又最简单的例子。它会对我们造成直接的物理性阻碍，当往左或右转头时，会感到疼痛不已。而在生活中，我们什么时候会往左或右转头呢？几乎在所有文化里，它都代表着"不"，是反对、拒绝、不接受已发生的或他人行为的肢体语言，象征我们没有办法对某人或某种情况说"不"。当这种情况出现时，意味着我们自认为没有权力、不可能、没有能力这样做。

这使我想起了法国大型通路企业的高层主管伯尼尔，他参加过我举办的一场关于关系动力的企业讲座。当时他正被落枕折磨着，并且已经持续三天了。我问他最近是否有他想说"不"的事情发生，却遭遇了困难，因为他自认为无法或无权这样做。他顿时有些慌张，思考了一会儿便意识到自己在职场中的确面临这种情况。他所属地区的公司总裁很喜欢举行干部聚会，伯尼尔称其为"大弥撒"。这种聚会几乎一到三天就举行一次，对他而言，聚会就是在浪费时间，除了让他无法工作外毫无意义。但他不敢得罪对方，也怕拒绝会使对方尴尬。在我的讲座前三天，他被通知下个月要去参加"大弥撒"。他在周一晚上接到了通知，周二早上起床时便发现自己落枕了，并且持续了三天，直到周四来参加我的讲座。所以他考虑要么向领导说出自己的想法，要么直接

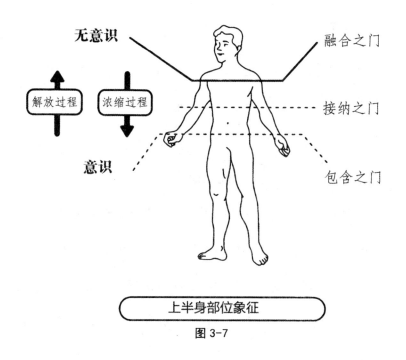

上半身部位象征

图 3-7

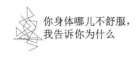

接受"大弥撒"。

通过图3-7，我们可以看到身体上部、手臂、肩膀与颈部的重要轴线。它可以使我们清晰地看见发生了什么以及是如何发生的。

如果我们的身体上部出现紧张，象征着我们与行动（欲望、想法、不可能性、无能、害怕等等）或对事物存在着权力间的关系。与之相关的是亲身经历的紧张、臆想出来的无能（颈部），或来自外在的无能。

一 躯干

躯干是身体的中央，连接着我们移动、行动的部位，它是进行执行"后勤任务"的所有器官所在地。所有功能性的器官都在躯干里，它是"个体的家"，而决定性器官位于它的上方。躯干是身体的轴心，能够制造、分配能量，人体炼金术就产生于这里，它被视作中央火车头。和树的躯干一样，人体躯干也是最有亲和力的部位，但却最缺乏机动性与柔软度。由此可知，躯干聚集了所有功能性器官与脊柱，有时为了表现出紧张，会通过器官进行表达。下面，我们会以每一个器官主角展开，并尝试着连结它们的心理呈现。

一 不同器官的不同作用

关于器官，拉鲁斯字典给出了这样的定义："身体的活体部位，能完成自身功能。"

人体正因为有一定数目的器官发挥作用，才保障了所谓的（没有任何贬义）"后勤任务"。这些器官的功能各不相同，并组成一个大的整体，成为一条链接里不可或缺的环节。根据功能的不同，器官组成了不同的系统，并为一直服务于这个功能。消化系统、呼吸系统、泌尿系统、循环系统、神经系统与生殖系统是我们身体的六大生理系统。

首先，我们要知道每个系统的作用，然后解析每个器官。但我们不从医学的角度出发，因为那只是说明了每个器官的功能以及在身体不适时的表现而已，并不是我们的目的。

为了加深对每个器官的了解，我们要知道它们所呈现的能量、所属经脉与五行，只有这样才能使器官与其心理能量的环境连接在一起。

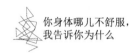
一 消化系统

消化系统可以消化我们所食入的固体或液体食物，让我们吸收大自然提供的营养物质和我们爱吃的食物。消化系统中有一种非常精细的炼金术，它能把食物转化，使器官接受并使用，最终成为碳化原料的根本元素之一。消化系统是包含器官最多的系统，这也让我们知道了为什么炼金术会如此精细。此外，我们也可以依据固体食物在转化上繁重、密集、复杂的能量形式，以及它所需要的活动和转化来解释为什么这一过程会如此复杂。这也说明了营养原料在进入血液之前，要先停留在某些储藏地，并混入某些催化剂（胃也会分泌胃酸）来融化它们的原因。嘴、食道、胃、肝、胆、脾、胰、小肠、大肠等组成了消化系统。其中，嘴的角色与象征非常特殊，我在后文讲述口部时再谈它。

消化系统不适

消化系统不适，象征着我们难以吞咽，或在消化、吸收过程中发生了某些事。在日常生活中，我们也会使用类似具有象征性的句子，比如"我无法吞回我说过的话"，"我始终不能消化你做过的事"，"它们一直都在我的肚子里"。我们可以根据关系最密切的消化器官和感到的紧张、消化的困难来确定目标。下面，我们将了解到更多与器官相关的细节。

胃

食物被嘴咀嚼后，然后经过食道，最先抵达胃，所以胃是营养物质的第一个储藏地。它能够储藏大型物品，可以和"混凝土搅拌机"相媲美。胃会搅拌、混合食物，并通过胃酸融化来进行食材的摄取，为吸收的阶段做准备。所以，胃直接负责消化食物。

胃部不适

如果胃部出现不适，这意味着我们对外界的掌握或管理上遭遇的困难或紧张。关于财务、工作、学业或法律上的问题，对我们造成实际或想象中的困难，便会以这种方式表达出来。因为它负责搅拌食物，所以胃部不适可能代表我们总是回忆、重复某些事情。为了阻止我们，胃酸会不断地被分泌出来。

很多与溃疡有关的例子就是典型代表。它们多是源于工作过程中的冲突，长期以来多发在商务男性身上。现在，我们已经知道了使胃部镇静的方法，这一发病率正逐年降低。许多学生在考试前都会有胃部痉挛或胃酸倒流的现象，这就代表了忧虑。

当我们无法消化自己的经历、生命中令人震惊的事情、使我们感到不满的情况时，就会导致胃酸倒流、胃酸过多、溃疡或癌

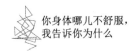

症等。如果严重到呕吐，则可能还有排斥、拒绝的情绪。

脾与胰

在参与消化的过程中，胰脏负责向小肠分泌体液，脾脏则存储红血球和白血球来造血。胰脏能分泌胰岛素和胰液，胰岛素可以管理血糖比例，胰液可以参与消化胃里的食物。它们应该被视作"辛勤工作者"，地行能量与之相关，消化是其主要的工作，是"认真且理性"的执行者。

脾与胰不适

如果脾与胰有不适感，代表我们在生活中过于理性，没有留出足够的空间给愉快和欢乐。虽然学业很重要、工作和物质是生活的基础，但温柔也是必不可少的。内心对物质的忧虑，对缺少、未知或不足的恐惧，是脾脏与胰脏在不适时所传达的信号。活在过去、担心无法掌控当下、过于推崇以前的记忆等等，都可能通过脾脏和胰脏的紧张或疾病表现出来。如果脾脏和胰脏失衡，多是因为我们遵守规则和常规，甚至对其寄予厚望。足太阴脾经负责这里的能量，它也是被视为"规则"的经脉之一。糖尿病患者由于上述的失衡，所以要非常注意生活上的规律性。吃饭时间等生活习惯必须严格按照"规矩"执行，否则就会引发疾病。

低血糖，即血液中的糖分过低；高血糖或糖尿病，血液中的糖分过高。它们都是胰脏失衡的两种不同的表现形式。糖在生命中代表什么呢？它是温柔、温和，以及延伸出的爱情或认可。在所有文化中，当孩子表现好（遵守规范），如成绩优异（符合常规），或只是想取悦他们时，我们会给他们奖励或礼物，而这个礼物大多是"母性"的。

血液中的糖分过多，代表着我们在管理、体验或获取生命中的温柔时遭遇了困难。糖尿病患者大多有过度或不义的威权父亲（过度的规范或要求），所以他只能在母亲的温柔中寻求"庇护"。因此，营养（母亲）成为极其重要的缓冲、出口，而体重增加必然引发糖尿病。

如果遭遇极为重大的心理创伤，或安全感、情感信仰被粗暴地粉碎时，也会通过糖尿病表达出来。举个例子，我有一位年轻女性患者，她想要一个孩子，却一直被糖尿病困扰着。在分析她的状况时，她谈到了自己童年时的一场悲剧。7岁的一天，她和妹妹在路边行走的时候，一辆从对面驶来的车辆突然偏离车道，意外地撞到了她最爱的妹妹。她带着无法言说的恐惧看着妹妹死在眼前。接下来的几个星期，她不能说话了，连表达失去最亲爱的、

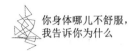
温柔了她生命的人时感到痛苦的能力都失去了。六个月后，她有了糖尿病的初期症状。经过三次关于这段充满情感的记忆以及相关能量的治疗后，她的血糖逐渐降低了。与此同时，我建议她去向我的一位朋友——顺势疗法医师咨询，辅以一种有效的医疗方法，在不使用替代品的前提下，尝试刺激她的胰脏功能。对了，还有一件最重要的事情：几个月前，这位年轻女性已经生下一个女儿了。

与之相反，低血糖（血液中糖分不足）则向我们传达了一种反向痛苦的信号，与之相关的是无能、无法接纳或接受、认为应该获得温柔。这种情况多出现在不受母亲喜爱或父亲"不在"的孩子身上。如果孩子缺乏母性的爱，就会对食物产生负面情绪，不喜爱食物，严重时会难以咽下食物（厌食），或者只在需要时才吃一点。在摄取食物的过程中，感受不到愉快和温柔，只能吸收到最少的"糖分"。这会导致身体纤瘦，其象征着我们身上缺乏圆润（温柔）。

肝

肝是人体最大的器官，而且极其精密，并具有多种功能。它能够分泌胆汁，在消化上有不可替代的作用，它还有另一个异常重要的功能——过滤血液。这一功能使它参与了血液的构成及品质，如营养与免疫等（防卫、结痂、储存等等）。它使血液具有纹路、构成、生命层次、色调。它之所以具有双重角色，是因为接受了血液中的双重营养，一是由肝动脉供给肝氧气，一是由门静脉输送到小肠的营养。肝是这两条渠道的汇合地，接着在下腔静脉结合，然后传输富养分与血球的血液，以及经由肺而富氧气的血液，再经心脏分配到全身各处。

肝不适

肝出现了问题，代表着生命中出现了某些难以"消化"的事物。但与胃不同，这时主要是愤怒的情绪。当肝紧张或痛苦时，意味着愤怒是我们面对生活时的常态。我们每次靠冲撞外界、极度愤怒来解决问题时，消耗的是体内的肝能量，进而剥夺了它在发挥其他作用时所需的能量，因此无法恰当地发挥自己的作用。相反，总是生闷气或忍耐，就会把能量浓缩在肝里，并可能转化为最严重的疾病（肝硬化、肝囊肿、癌症等）。

当我们在经历或接受感觉、感情或他人反馈时遭遇困难，也会出现肝不适的情况。我们对自身的形象或他人见到我们的形象的感知很大程度上都依赖于肝。对形象的感知是一种生命的乐趣，

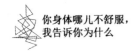

我们可以在肝过滤并"给养"血液的过程中收获这种快乐。如果它紧张，可能是因为我们的形象被质疑了，之前的快乐被内在的酸楚、外界没有给予我们本来期待的认可而产生的酸楚而取代，我们会有负罪感。

肝在免疫系统中发挥了极其重要的作用，尤其是微细免疫，这里包含了身体提供的经验。因为负罪感让我们"不得不"把自己合理化，借以保卫自己。它激发了心理防卫能量，而发怒则象征并表达了我们没有找到其他防卫方式。如果经常发怒，就会使肝的能量不断弱化，然后膀胱会有痛苦感。肝属于阴性器官，代表内心深处的感受。

胆

胆与肝互动频繁，负责收集并浓缩胆汁，然后把胆汁输送到小肠，直到胃的出口。胆释放的胆汁可以让消化过程——尤其是消化油腻食物——顺利地进行下去。如果功能失常，就会被认为消化不好。

胆不适

胆参与了消化食物的过程，同时表示它在心理层面也发挥着"消化"事件的作用。我们在焦虑时常说"我好像尝到胆汁的苦味"。

胆囊不适象征着我们在掌握与整理感受时遇到了困难。这与阳性，即与外界的关系相对应。胆的紧张象征着自己质疑别人是否真的因为我做的或我代表的而喜欢我、认可我。还包括伴随着困难的剧烈愤怒，尤其是感觉受到不公平的待遇时。很明显地使行动合理化，特别是当诚实与真相没有想象中那样得到认可时。胆囊不适象征着我们并不知道事情正确或恰当与否，同时我们也有限制、利用甚至操控别人的倾向。

小肠

小肠大约长 6 米，这使它的面积非常大，而内部无数的凸起又进一步加大了它的面积。这层表面是消化代谢的最后阶段，使营养元素完成进入血液前的最后转化。大肠则负责进行可吸收与不可吸收的分类。所有可吸收的会通过"海关"检查，然后进入血液与淋巴系统。小肠不仅仅是让食物通过的"滤网"，它在消化的过程中也发挥了重要的作用，会分泌消化所需的酶，同时负责运输某些糖分与胺基酸。正是因为有了小肠，才完成了对营养元素的选择与运输。

小肠不适

当我们吸取某些经验，或盲目地让这些经验影响我们时，遇

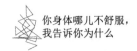

到了困难，就会出现腹泻、溃疡等症状。小肠被视作"海关官员"，它允许部分信息通过，并拒绝另一部分信息。小肠出现不适（疼痛或疾病），也可能代表我们过于黑白分明。在星座上的例子是处女座，处女座十分在意各种价值、对价值的强调和尊重等，而生理上的弱势就是肠道。

大肠

大肠主要做清洁工与排水道的工作。我们食入而未被吸收的有机物质就由大肠负责运输并排出，从而避免组织堵塞、生污垢、饱和，以及由此产生的窒息、中毒。举个最简单的例子，这和大城市里的清洁工罢工时会发生的事一样。所以，大肠顺畅了身体的"呼吸"。这也解释了大肠可以补充肺部能量的原因。

大肠不适

大肠出现不适（紧张或疼痛），代表我们放任事物停留在原地，从而使自己无法出发。当大肠出现问题（便秘、疼痛、胀气等），象征着我们害怕失去、犯错、过于内敛（内向）或不想放弃、放手。同时，这也代表我们"结痂"时、忘记不好的经验时遇到了困难，酸液的分泌象征着忍耐着的、不发出来的怒气。就像大肠让能拒绝并排出我们食入但没有吸收的有机物质，它也能排出我们吸取但没有被接受的经验或经历。

一 呼吸系统

从名字可知，它让我们可以呼吸。在呼吸系统的运作下，我们可以吸收气的能量，这很复杂，并不单单是我们想象中的只呼吸周围的空气。肺是呼吸系统的组成部分，此外还包括皮肤与身体的所有细胞。其实，这就自然地分成了两个区别明显的呼吸层次："外部"呼吸与"内部"呼吸。外部呼吸是大家都知道的肺部换气，其实，"皮肤"也可以进行外部换气。在呼吸的过程中，皮肤发挥着非常重要的作用。外部换气完成了氧化气体与碳化气体的交换。内部呼吸指的是在细胞层次上的呼吸，可以直接在细胞内部交换。细胞在进行气体交换时可以不依靠传统的血液输送而自我交换，能量也是一样。

皮肤虽然是呼吸系统的器官，但也起到了保护身体的作用。它是柔软而有效的包装，抵挡了大多数攻击，这些攻击可能来自积极因素（细菌、病毒、昆虫等），也可能来自消极因素（灰尘、温度、雨水等）。皮肤是人体必不可少的接收器，在针对外界刺激与寻求保护，以及伤口结痂等情况下，都发挥了最重要的作用。

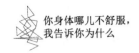
呼吸系统不适

呼吸系统属于金行，保护内脏不受外界影响是其重要的功能之一。这一功能通过两种方式实现：一是过滤灰尘与交换气体（排出碳化气体）、反馈能力，对外界"攻击"的反应等；另一个是结痂，使伤口关闭。

如果呼吸系统出现问题，则象征着我们面对外界进行自我保护、面对不确定攻击的反应等。它也可以代表我们没有办法或不想关闭生命中的某个创伤，借此表达出的悲伤、愤恨或辛酸，我们无法或拒绝忘记、原谅，甚至我们会故意重新算账或产生更严重的复仇欲望。

肺

众所周知，肺是主要的呼吸器官。在许多肺泡的小囊（3亿个左右）里，身体完成了氧气与碳化气体的交换。小囊通过许多微小的输送管道——毛细血管——让血液（红血球）释放碳化气体，同时充盈着氧气，使其继续供给所有细胞。这种交换之所以能完成，是因为囊泡的薄膜十分精细。这些薄膜如果被展开，面积可达几百平方米。

这些组织如此脆弱，如果我们呼吸到了被污染空气或吸烟，就会对它们造成伤害。人身体内部唯一永久对外开放的通道就是肺，所以它一定要做好自我防护并保护我们。空气流经鼻子时被加热，绒毛先过滤部分空气，黏液则会阻挡灰尘，使灰尘无法进入支气管，然后加大湿度，此后灰尘会在咳嗽或绒毛振动时被排出。

由此可知，这个防卫系统是多么严谨、精细。在前文中提到的消化系统里，食物的复杂分解程序总是被提及，而保护程序则出现在了这里。此外，还有一件很有趣的事，人体内唯一一个自动的（无意识且无意愿）器官功能就是呼吸，它由自主神经控制，我们可以通过中枢神经参与其中。因此我们可以更恰当地掌握舒缓呼吸技巧，借以镇静自主神经系统，使无意识的紧张通过程序得以放松。

肺不适

肺部不适（脆弱或疼痛），象征着我们在掌控外界情况的时候出现了困难。举个最简单的例子，冬季来临时，气温降低，内在热量系统如果无法应对，人们则会着凉，此时的肺系统十分脆弱，可能会引发流感或伤风。当我们遭到外界的强力索求，而自身却无能为力时，痛苦或疾病（如咳嗽、气喘、扁桃体炎、支气

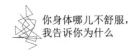
管炎等）会帮助我们释放紧张。刺激性咳嗽象征着外界的索求过度刺激并使我们无法忍受，进而产生了激烈的反应。含痰的咳嗽则意味着我们把攻击的因素困在了体内的支气管黏液里，所以我们要尽可能多地生产黏液，以"咳出痰来"，进而排出攻击并黏在我们体内的东西。

我在青少年时期，虽然内向，但也是会表达感情（以掩饰自己的内向）的。我的食量很大，但不会发胖。那时我的肺部很虚弱，并被慢性支气管炎折磨了很多年，家庭医生给出的意见是使用抗生素。幸运的是，那时我住在乡下，父母常用火罐和泥敷为我治疗，这是最有效的方法。当年只要有冲突或困难发生，我都会咳嗽不止，进而引发流感或支气管炎。为了改善这一情况，我选择了吸烟。当我协调了与生命、他人的关系（不再与世界竞争）后，肺虚弱才逐渐消失，而且我也不需要再吸烟了，直到现在都没有再吸过。

在顺势疗法中，遇到这种与肺部的关系，以及与他人的关系，会使用钩吻。总体说来，过于内向或害怕未来（如考试等）的人应该使用钩吻，流感并发症与其他肺部感染等疾病也适用。在顺势疗法里，除钩吻外，还有许多疗程可以证明它与能量遵循同样的法则，在同一层面上运作。

当意识到被攻击时，也许不会立即表现出来。沉重、紧张、窒息的气氛会消耗巨大的肺能量。肺系统（鼻、喉、支气管等等）出现痛苦或疾病，不一定是因为我们受到了直接攻击，可能是我们因某人或某事感到不自在。在咨询时，很多人会说："在社会生活中，我快要窒息了。"或"我感觉自己在家里无法呼吸。"第二句话出自一位气喘患者，而他很快就知道了是谁在家里"夺走了他的呼吸"。

在孩子身上，过度的母性焦虑、低沉的家庭氛围常会引发肺部虚弱，而治疗过度或不足都可能引发呼吸道或皮肤过敏，此时孩子会进行自我"保护"，有时会伴随着剧烈的反应。气喘、湿疹、化脓性扁桃体炎等，象征着身体通过"呐喊"的方式表达自身的遭遇，包括无法让孩子满足的环境、他正在被某种情况攻击，以及他需要被保护（爱与陪伴），借此避免窒息。

悲伤、忧愁、郁闷、孤独是与肺部有关的最后一系列象征。这些情绪的过度使用与耗尽由肺部能力负责。过分维护某件事或某个人的记忆，或长期沉浸在悲伤中，可能出现肺虚弱。有趣的是，夏多布里昂、歌德、卢梭、萧邦等名人生活的感伤浪漫主义的黄金时代，也是肺结核的"黄金时代"。

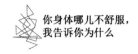
皮肤

皮肤是最有趣、最完整的器官之一，同时是唯一一个直接与身体和精神功能有关的器官。它的面积超过两平方米，像是整个身体的包装。皮肤表面有引人注目的给养与神经系统，它还是与大脑连结的优秀的信息系统。

保护人体是皮肤的最主要功能。它是我们与外在世界的栅门，使我们免受细菌与物质（气温、打击、脏物）的攻击，这是它最被大众所认可的功能。也许你会有这样的疑问，在讲述呼吸系统时为什么要提及皮肤。因为皮肤能够通风，可以帮助肺部吸收气体的能量。事实上，皮肤不仅可以进行气体交换，它还能做得更多，比如在代谢维生素 D 时，会接收并进行防光。通过 70 多万个神经接受器，我们可以感受外界环境，包括物理性的（碰触）、人性的（反应、直觉、情绪等等）或温度的（寒冷、炎热）。

皮肤有一个极其重要的任务，那就是充当身体所有排泄系统的辅助者。当肾、膀胱、大肠和肺等不适或堵塞时，皮肤就填补了这一空缺，并可以排出人体无法用其他方式排出的毒素，包括排汗和体味、皮肤病等。

皮肤与"肌肉表皮"——组织薄膜等——有"记忆"我们经

验与情绪的功能。这也解释了触碰与某些按摩技巧，如道家运气法，会有意想不到的效果，尤其是针对身心症。

皮肤有一个无法被解释的奇迹，即它是身体中最有结痂能力的器官。它可以使某个"组织"进行自我修复并重建，其能力与效率都异常强大。这一过程与癌症病变的现象有相似之处，这也解释了癌症病变会出现于某些在艰难的心理情绪中结痂的受创区域的原因。

皮肤的社会角色同样不容忽视。它以最直接的方式参与了我们与世界的关系。而且，随着社会与文化越来越"肤浅"，它们离生命本质就越来越远，智慧与外表逐渐受到重视，而触碰也将成为禁忌。在本书的引介里，我讲述了现代人与现代沟通的类型，其中一点非常有趣，现在我们随时都能打断别人说话，但如果不小心碰到他人，我们就会马上道歉，因为与打断别人说话相比，偶然的触碰会显得更加失礼。

皮肤不适

皮肤出现问题意味着我们在外界经历了某些困难。湿疹、牛皮癣、皮疹、真菌感染、白斑、水泡等皮肤疾病，展现了我们回应了外界对我们的攻击，我们借助这些皮肤疾病将外界的困难合

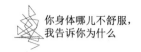

理化，同时使紧张得以释放。这些病征的象征性非常显著，而且总在极其具有表现力的部位显现。

几个月前，我开车到乡下看望父母。当我驶入一个市镇时，前面一辆正在行驶的汽车挡住了我，司机不遵守交通规则，我不得不紧急刹车，同时向他开启了大灯。没想到这一做法激怒了他，他故意减速，以此证明他比我"强"。由于我的车马力较大，所以在行驶了几百米之后，我准备超车。这时，他开始加速，想要阻止我并排的企图。但我的车马力更大，不但和他并排行驶，而且还可以继续加速，但没想到右线道终点处竟然有一台测速器。因为超速，我被警察拦下来，做了笔录。那天，我明显感受到了来自外界的攻击。第二天，一块皮癣出现在我的胸部，尤其是胸骨的位置，就在腹腔神经业（鲁莽的情绪、攻击、害怕等）和心血神经业（完整的情绪、对别人和自己的爱、为他人着想等）交汇处。如果我无法调和内心，皮癣就会一直奇痒难耐。我向懂得顺势疗法的朋友讲述了这件事，因为我对这件事情难以释怀、排出（大肠）、吸收（小肠），他通过内脏引流，为我迅速消除了皮癣。

我还想起了另一个更贴切的例子。我有一个学习道家运气法的学生，名叫克里斯蒂，从 1988 年 5 月开始，她一直深受牛皮癣的困扰。多年来，她始终坚持去以色列的死海治疗，但是一直没有痊愈，而且情况似乎越来越严重了。她的身体受牛皮癣的影响越大，她就越想把自己遮盖起来。牛皮癣表现为皮肤脱离，还会有整片的红肿出现，连动机制、手肘和膝盖为此病的多发处。她之所以紧张，是因为身边发生了自己无法认可或接受的事情。在进行了几次能量、身份与释放隐藏情绪记忆的治疗后，克里斯蒂的牛皮癣症状逐渐好转，并于 1990 年 5 月彻底痊愈了（又是 5月），此后再也没有复发。

—— 泌尿系统

正是因为有了泌尿系统，我们才可以控制体液，并从体内排出毒素。滤净系统的肾与膀胱是泌尿系统的组成部分，人体中的废水由它们负责储存并排出，而有机物质则由大肠排出。它的作用极其重要，因为身体中的水是深层记忆必不可少的媒介，而能量中的水行紧密地连接着先祖记忆。现在，我们讨论的是人体最神奇、最有力量的活动，即"地下水"与丰饶度（生殖力）的管控。

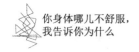

泌尿系统不适

这意味着我们的深层次信仰感受到了紧张，而这些信仰是我们生活的依据，是我们的"地基"。它还象征我们内心对生命中即将到来的改变感到害怕或有些抵触，害怕改变后的不稳定生活。此外，它们也代表着更深层次、最根本的恐惧，比如面对死亡、重病或暴力时的恐惧心理。

肾

在管理过滤体液与身体盐分的程序中，肾是必不可少的器官。肾每天要过滤1500多升血液，并对其分类，然后排除其中的毒素，再转化成尿液。肾还可以调节水与矿物盐分，从血液中将其提取出来，并根据需求使其恢复，增强了抵抗力的恢复能力，这也弥补了它们在"能量"上的角色。膀胱协助肾把身体的尿液排出。

它们在受到压力、感到恐惧及对其的管控力上发挥着极其重要的作用。肾上腺——肾上腺髓质与肾上腺皮质——是媒介，当我们遭遇压力与恐惧时，肾会分泌荷尔蒙。其中，肾上腺髓质会分泌肾上腺素和正肾上腺素，逃跑或反击的反应受其影响；肾上腺皮质则会分泌皮质激素，影响我们反应的大小，即情绪与感性在细胞层次的张力。

肾不适

肾不适象征着我们恐惧深刻而根本的（生命、死亡、生存）事物或改变。肾出现问题可能代表着我们无法改变某些习惯或以前的思考、信仰等。这种面对改变时产生的抵抗心理也许源于害怕、不安、不想改变、拒绝改变深层次的信仰。这种旧模式的"结晶化"很可能会相对应地转变为肾结石。肾不适时，常出现紧张，严重时会觉得腰有疼痛感。

肾疼痛也可能象征我们有过强烈且极度恐惧的经历（意外、刺杀等等），在这个过程中，我们发现自己曾命悬一线。如果情况严重，还可能导致头发（肾是其能量来源）迅速变白。

此外，肾不适还意味着我们在生命中一直感到不稳定，左肾（主动、进取性与防卫）和右肾（被动、理解与逃跑）很难达到平衡。这也解释了肾紧张象征着我们在做决定及实践这个决定时遇到了困难。

膀胱

肾送来的带有毒素的液体由膀胱接纳、储存并排出体外。膀胱扮演着管控尿液的角色，而且它的作用非常重要，如果它做得不好，毒素就会侵入身体。膀胱在泌尿系统中的作用，就像大肠

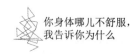

在消化系统中的作用。它负责体液管控与排出的最后一个程序，而体液代表着"旧时记忆"的能量。

膀胱不适

如果膀胱不适，意味着我们难以把"废水"排出去，而废水就是让人不满的旧时记忆。以前的信仰、旧习惯、不符合现实的思考方式是对我们有害的精神记忆，就像毒素对身体有害一样。如果膀胱的能量没有任何异常，那么毒素就可以被顺利排出，不会出现问题。与之相反，如果膀胱有紧张或疼痛感，则象征着发生了一些不好的事情。这意味着我们害怕丢掉或改变旧习惯、信仰，或思考方式。其实，对记忆过度依赖，也许会使我们停滞在生命里，导致结晶与痛苦的不利后果。但是我们也不能否认其中的好处，那就是当时我们会感到很舒服。如果情况严重，膀胱就会紧张，而膀胱炎和其他炎症都在倾诉我们内心的怒火和反对的情绪。

此外，膀胱不适也可能是因为我们害怕无法超越的"先祖"。如果男孩害怕父母（先不考虑其合理性），尤其是父亲，或害怕双亲身份的重现（祖父母、老师、长辈等等），常表现为遗尿（夜间尿失禁）。而女孩为了表达恐惧，常出现复发性膀胱炎。

一 循环系统

全身的血液循环都由它负责。对人体来说，血液非常珍贵，而血液要靠这个系统进行循环，并在滋养身体最小的组织时使用氧气与养分。血液在循环系统的帮助下，可以起到净化的作用，它把细胞拒绝接受的毒素运出去，同时把与氧气交换的碳化气体排出去。由此可知，循环系统可以把血液输送到全身各处，并携带可以赋予生命的物质四处游走，这等同于生活中的快乐。心、静脉系统、动脉系统是循环系统的组成部分，并在各个器官之间来回游走，这近似于先天与后天、意识与无意识的图式。

循环系统不适

循环系统出现了问题，象征着我们在内部畅游时受到了阻碍，而生活中的乐趣、生命中的爱意，都无法表达，甚至无法存在。在我们的内部，究竟是哪个部分这么不爱自己，甚至连生命都无法对其滋养？生命中的哪个部分是我们排斥的呢？什么样的情感创伤使我们无法为快乐和爱空出位置？我们为什么会害怕它们？我认为这是内在主宰通过循环系统的紧张想传达给我们的信息。

心

心是血液循环的主要器官，更是血液循环的泵，充满智慧且

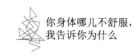
很自主，给人留下深刻印象的是它的细致。通过律动，心脏可以满足生理上（努力）或心理上（心情）最微小的需求。它直接与大脑关联，可以根据周围环境的变化，调节压力与循环规律，使其更精确。我们受其命令和指导，当外在有要求时，内在要给出对应的反应。心脏不受意识与意志的控制，不是"随意"肌。它与无意识的关系十分密切，这也解释了为什么心律易受有意识和无意识的影响。而心与大脑的独特关系，也解释了为什么真挚的爱情不能只有热情，"聪明"也是必需品，否则便是盲目的。

静脉系统

在解剖图上，静脉系统用蓝色表示。它负责把用过的血液送到肝和肾过滤，还会送到肺部，使其释放碳化气体，然后交换氧气。在循环系统中，它属于阴性部分，收纳和保存是其主要工作。在循环系统里，借由密集的静脉与扩张功能，静脉系统进行着"消极"（阴性）行动。

静脉系统不适

静脉出现问题，象征着我们无法认可、接纳生命中出现的快乐或爱情，即使给它们空出一点位置都不可以。我们没办法阻止情绪停滞。这一过程使人感到索然无味，既没有热情也没有欢乐。

与其他人相比，与我们的欲望或想要的幸福相比，我们发现自己寡淡无味地活着。这时，情绪停滞在我们内部，时不时就出现挫败或无力感。静脉炎或静脉曲张就意味着我们向某些妨碍自己获取真正快乐的事物屈服了，不过这一定是被迫的。

动脉系统

在解剖图上，动脉系统用红色的部分表示。它为各个器官和细胞送去富有氧气和养分的血液。在循环系统中，它属于阳性部分，积极主动地协助心脏的循环功能。在它的收缩能力的帮助下，即所谓的血管收缩与血管扩张，可以舒解心脏的工作压力。

动脉系统不适

动脉系统不适与静脉系统不适类似，都表达了相同的紧张，但是它属于积极的，情绪已饱满，并表现出过度（亢奋、激动）或收敛、窒息的情况。如果产生动脉高压，可能是因为我们很难获得或无法得到那些给我们带来欢乐、愉悦或幸福的事物。和静脉系统不适时相反，此时我们不觉得受到了阻碍，而大多是因为无法或没有能力让出位置给爱情和幸福。

高血压象征的紧张来自想要寻找解决方案，但经常出现的恐惧感阻碍了我们的情绪存在，所以要提高内在的压力，而这都由

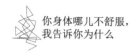

恐惧的程度决定。正是这一恐惧产生结晶并使动脉的管壁硬化，又因形成了动脉硬化而变得更加紧张了。事实上，死亡是高血压的深层恐惧之一，我们害怕我们想做的事情还没有完成，死亡就来了。在我们体内，紧张感不断发展，这使得压力不断变大。此时，需要采用顺势疗法治疗动脉高压和恐惧（面对死亡和建立在惊吓上的恐惧）。

高血压是失败者、受害者的感受。因为被某事打败了，没有任何办法，为了重新启动机器，我们只能提高压力。但是，这一动力是消极的，因为它超越了想要反击的意志。对生命的爱、生命中快乐的源泉、活下去的理由，我们都不再拥有，我们也无法感觉到心脏的跳动。在我们内部，这道火焰已经熄灭了，或者我们再也坚续不下去了。

一 神经系统

神经系统是命令与信息的管理中枢，被视为身体的"第三当家"。它负责收集、储存、回复、散布个体原本及外来的资料，让个体可以在环境中存在并发展。神经系统对所有人来说都非常重要，即使只参与了最微小的组织活动。神经系统又叫植物神经系统，包括中枢神经系统与自主神经系统。在有机体的层面上，它包括大脑、脊髓与神经（末梢神经、交感神经和副交感神经）。

中枢神经系统

中枢神经系统由脑髓、脊髓和末梢神经组成，负责管控思考、有意识行动和感受。一切有意识的思考、决定与意志行为都要从这里经过。

中枢神经系统不适

中枢神经系统不适意味着我们在有意识并合理地管控我们的生命与情绪时出现了困难。艰难、工作时间过长、总是用思考而非感觉去解决事情，都会在中枢神经系统中表现为失衡、疾病或紧张。严重时还可能引发癫痫，中枢神经系统与自主神经系统的断裂是癫痫"自主程序"的象征。

脑

脑是人体的中央电脑，负责统筹思想，储存大半的信息，做出有意识的决定。

脑的分区有很多。

第一个分区是两个半球，即右半球与左半球。左半球主要掌控思考、排序、逻辑、语言，所有与理性、意识、意志相关的事

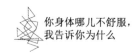

物都由它负责，它主要对右半边的身体（手、腿等等）下达命令。右半球是想象、艺术性、空间、直觉、感情的管理者，包括听觉、视觉、感觉的记忆，总之所有非理性的都与它有关，它主要对左半边的身体（手、腿等等）下达命令。与脑部有关的不是身体症状表现的偏侧性，而是行动偏侧性，我们常会犯这样的错误。

第二个分区是"三脑"，这是由亨利·拉伯希（Henri Laborit）教授在他的著作里提到的，后来才逐渐被人熟知。第一个是"爬虫类脑"，它是人类的第一个脑，演化学家的知识体系里最古老的，与之有关的是直觉、生命中的冲动与求生、反射动作；第二个是"脑边缘"，与之相关的是情绪、环境适应、和他人的关系、过滤接受信息等；第三个是"脑皮层"或"新皮质"，与之相关的是思考、分析、抽象、创作、想象。根据这三个脑部结构，我们可以把人类的发展分为三个阶段，即动物、情绪性与社会性、分析性与创造性。

第三个分区是"五脑"，由美国外科医生尼德·赫曼（Ned Hermann）提出的。事实上，它是前两个分区的结合。为了理解方便，可以与脊骨数量的3+2块脊骨，以及5块腰脊骨进行类比。五脑包括：爬虫类脑，右脑边缘负责情绪性与灵性，左脑边缘负责组

织与确认，右皮层负责整合与创作，左皮层负责逻辑与技术。我
要在此进行说明，五脑和中国五行能量之间有直接的联系。爬虫
类脑与金对应，右脑边缘与火对应，左脑边缘与水对应，右皮层
与木对应，而左皮层与土对应。

但这并不是大脑真正的功能分类，而是为了使我们从不同的
角度理解大脑。大脑的一切功能与组成，彼此都有最直接的联系，
并且互动频繁，还会共同参与同样的脑部活动。

脑部不适

脑部出现问题，意味着我们想要通过思考来掌控生命中的某
些事情时，出现了困难，而且意识也难以解决或理解这一切。理性、
逻辑与优先顺序是我们与生命的关系建立的基础。脑部出现不适，
象征着我们在解决所有意志时用的是坚定且毫无情感的思考。我
们之所以害怕情绪，也许是因为不愿被情绪所困，也许是因为我
们非但没有感到满足，反而觉得自己很无能。效率与表象是我们
可以接受的，它们由负责掌控与"理财"的部分概括并实现。

用报酬率对一切事物进行排序，多会引发脑部问题。最开始
是单纯的偏头痛，然后发展为晕眩、集中力与记忆力下降，接着
引发循环问题，严重时会引发脑部肿瘤或过劳死。这是由过度劳

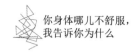
累引起的死亡，burn out 是北美洲对其的称呼。在日本，它的流行面很广，造成了数以千计人的死亡。法国也开始出现这一问题。burn out 是燃烧殆尽的意思，如果我们在讨论火行时说起它，会特别有趣。

在办公室工作或以脑力劳动为主的人身上，常会出现主体与生命失衡的情况。而与土行有关的体力工作或徒手工作者身上，则很少出现这一问题。

最后，脑部不适还可能象征着我们很难找出空位给生命中的幸福和简单的快乐。在那里，脑与心的亲密关系显而易见。在能量层次上，这种关系可以掌控心脏。理性的掌控，同时也要求正确与不再犯错，因为犯错意味着虚弱。所以，我们拒绝犯错，同时想忘记错误以及某种罪恶感。与这种想法同时出现的还有改变想法和思考模式时遇到困难，这也是引发脑部紧张、偏头痛或头痛的原因。

脊髓

脊髓是神经系统延伸到脊柱中心的部分，负责传输信息与将脑部的命令传送到身体各部分。它有一定的自主性，直接掌管身体的某些反射动作（如膝反射）。神经纤维（白质）与神经元（灰质）是脊髓的组成部分。它能使用"环节"系统，使得某些刺激，比如痛感，无需经过大脑就可以直接驱动肌肉反应，被影响区域的信息被肌肉接收。

脊髓不适

脊髓不适象征着想法转化为现实时出现了困难，意味着我们很难立即做出行动或反应，即缺乏反射。最后，它代表了我们不想通过行为来表达生活与生命的愉悦。瘫痪、脊髓炎、脑脊髓膜炎等疾病会成为行动或反应的阻碍，以及因此而产生的误解、错误。

神经

神经是我们的个人"缆线"，连结着我们的中央电脑（大脑）与周边（器官、肌肉、五感等等）。对于中央神经系统来说，神经包括感受神经和驱动神经。感受神经负责把接收到的信息传送给大脑或脊髓；驱动神经负责把大脑或脊髓的命令传送到身体的对应部位。

神经不适

神经不适象征着我们在把想法、欲望或期待转化为真实的过程中出现了困难。传送功能不再发挥作用，所以命令也就失效了。

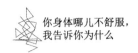

"我不想做什么或我害怕做什么？什么导致我瘫痪？"当神经系统痛苦时，就会表达这样的问题。举一个典型的疾病例子——瘫痪性坐骨神经痛。它会彻底"堵塞"坐骨神经，进而使我们在行走、移动，甚至站立时出现困难。观察一下受影响的部位，然后对自己提出问题，是什么事情在我们的现实生活中发生了？我们不想与谁接近？我们不想当下的哪种关系继续存在，或只是纯粹地任何关系都不想要？

在这里，股神经痛就显得很有趣了，因为这种刺痛偶尔会在男性的某个睾丸上发作。在刚才说起坐骨神经瘫痪时提出的问题，在这里可能会得到特别"有趣"的答案，也许这些答案无法让人满意。

不管怎样，通过看到受影响的神经位置，我们可以准确地知道失能的原因。只要找到受影响的身体部位，我们就可以知道原因了。

自主神经系统

自主神经系统掌管一切无意识活动，包括生理功能（血液循环、消化、呼吸等等）、心理功能，以及情绪与防卫作用（鸡皮疙瘩、呕吐、脸红、受到攻击时的逃跑直觉等等）。与中枢神经系统有关的是横纹肌，而光滑肌则接受来自自主神经系统的命令。自主神经系统包括副交感神经系统与交感神经系统两种类型。与生理与日常行动有关的所有事物都由副交感神经系统负责，比如生理功能；而刺激、防卫与紧急活动等由交感神经系统负责，比如攻击与逃跑。下视丘与延髓掌管自主神经系统。

自主神经系统不适

自主神经系统不适象征着我们难以使意识与无意识进行连结。当无意识对外界——尤其是情绪的索求——管控出现问题时，就会在中央意识体系里感到疲惫，没有能力再指引我们的生理行为。这导致我们不得不去做或没有能力做某些事情，或阻碍我们使用某些层次的意识或记忆。当内在主宰无法满足外界的索求时，就可能出现一系列症状，比如颤抖、神经性抽搐、恶心、偏头痛、痉挛、手足抽搐症等。

一 生殖系统

由名字可知，生殖系统让人类能够生殖，性器官、性腺（睾丸、卵巢）与女性子宫等是其组成部分。这是一个精细的系统，人类的后代在这里由一位男性（阳性）与一位女性（阴性）相遇才可

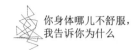

以延续。只有在相反的两者相遇之后，生命的演化过程才能完成。

它也在告诉我们，为了演化，在我们身上实现同样的事情是必须

的。我们应该和自己的另一面相遇，男性应该找"阴性、雌性"，

女性应该找"阳性、雄性"。我说的是荣格口中的雄性灵魂（Anima）

与雌性灵魂（Animus），并非是性别。它是我们雌性的一面，包

括温柔、柔韧、被动、艺术性、审美、接纳性、无意识、深层的，

以及雄性的一面，包括坚强、健壮、主动、战士、防卫、穿透性、

意识、表面的。只有这样，我们才会成长、进化，进而到达我所

谓的"相背者和平"（荣格则认为是"相逆者的和解"），另一

个自己才会在我们之中被创造、孕育出来。有意思的是，我们很

可能在感受到愉悦与快乐（喜乐、高潮）时完成这种生殖、创作，

这也是生命所预期的。所以，那些在发展自我时依靠意志与约束

的人，需要认真思考一下这个问题。

正是因为有了生殖系统，我们才可以生育、创造生命。依此

延伸，它也象征着我们创作、形成（计划、想法等等）的能力。

最后，生殖系统是性系统，即我们在愉快的氛围中的创作能

力。它代表个体与其相爱的人在一种特殊关系下做出的行为，以

及我们对他的掌控权利。这种权利是互相的，也需要尊重，尤其

因爱情而产生这种关系时。此外,我在前面说到过,它有恢复愉悦、活在高潮快乐中的特殊性,象征着可以与他人分享的创作喜乐,以及受精行为。

生殖系统不适

生殖系统不适,象征着我们内心难以经历或接受"相背者和平"。这意味着个人对他人感到紧张,或另一半、子女,或他们的形象再现。尤其是代表着另一半、居所、巢穴的子宫出现了问题,象征着与另一半(缺席、被打击、死亡、矛盾等等),或与其他家庭成员出现了紧张的关系。

它还会导致我们害怕孕育下一代,无论是真正的(孩子)还是象征性的(计划、想法等等)问题,这是因为我们没有信心、内疚或痛苦。不管是性腺的股神经问题、囊肿、腺癌症,还是睾丸或卵巢问题,如果它们有痛苦感,都是因为这些紧张。

"性交传染"的疾病是无意识被某种视为常规外的性活动激发出内疚感而引发的自我惩罚。这种内疚感会使人通过某种"错误"的行为进行自我惩罚,然后寻找一位能传染耻辱疾病的人进行性活动。

它还会对性事造成阻碍,如性冷淡、无能、疼痛或灼烧感,

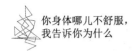
这象征着在面对职场、社会或家庭中的快乐时出现了困难。在行使权利时，我们感受不到快乐和满足，对我们来说，所有的事情都过于严肃或充满罪恶感，导致我们不能再像小孩子一样，因完成了简单的事情而骄傲不已，感受那种最简单的快乐。在我们心里，这种权利是负面的，让人觉得羞耻，但事实上，它具有一定创意和生产力，这主要取决于我们把它视为正面还是负面。和赋予爱情与性事的权利一样，它可以创造或毁灭，解放或约束、激励或灭绝他人与自己。

一 身体其他部分与特殊不适

除了上述系统外，我们身体里还有一些不属于这些系统，但内在主宰常通过它们"说话"的部分。

脸部及其不适

脸部集合了视觉、听觉、嗅觉、味觉与触觉五感，这是它特殊的地方。它是精密的接收器，可以感知外部世界细微的部分，使我们感受物质世界（颜色、声音、气味与温度）的复杂层次。如果在接受时出现困难，我们可以通过它们进行表达，并用眼、耳、鼻、口或皮肤去感受。

脸部不适是因为与我们身份有关的部分出现了问题，比如很难接受或相信自己的身份。当我们想表达不喜欢、无法接受自己的脸，或因脸部过于美丽，引发了很多我们不希望发生的事时，脸部可能就会出现粉刺、湿疹、红肿、胡须等。它们会遮掩或使我们变丑，是改变或排斥某种无法满足我们身份的方式。

双眼及其不适

眼睛是视觉器官，我们用双眼看外部的世界，包括色彩（感受）与形状（结构）。右眼象征个体的结构（阴性），是"水平"视觉；左眼象征个体的个性，是"垂直"视觉。因为与之相关的是木行，所以最能代表和感受"存在"的感知层次。这也给出了青少年时期是近视多发期的原因，因为这是孩子面对家庭以外的世界不断进行自我调整的时期。

双眼不适意味着我们不愿看见生命中的某些事情，尤其是与情感相关的。什么是我们不愿看见的？是什么在怀疑我们，或怀疑它被我们摆放的位置？这些大多是与不义的感受有关的问题。如果右眼不适，紧张与阴性（母性）象征有关；如果左眼不适，紧张则与阳性（父性）象征有关。

这使我想到了帕斯卡，我曾在股骨部分提到过他。在帕斯卡

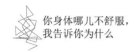
9 岁半时，父亲因一场车祸去世了。虽然他的意识已经接受了这一噩耗，但还没有进入无意识。父亲去世 6 个月后，也就是他生日那天，他的左眼开始严重浮肿。虽然他后来住院并接受了检查，但还是没有找到原因。为了"看眼睛里有什么"，医生们在这个还不懂事的孩子面前说第二天要动手术。但是第二天早上起床时，左眼的浮肿竟消失了。事实上，帕斯卡在表达自己不想"看"，并且开始去感知某些与阳性（父性）象征有关的事。而此时他停止了表达紧张，并把它压抑在体内，因为他害怕手术。在 28 岁时，他遭遇了一场车祸，导致左股骨意外断裂。那时，帕斯卡正处在一个困难的矛盾与逃走阶段。在无意识的状态下，他再一次体验了和权威有关的事，也就是"我的位置是哪儿，我是谁，没人理解或帮助我，为什么会有这么多不公平等等"状态，这都是他在父亲去世时体验过的。

在眼睛上表现出来的各种症状，都有其独特的细节。

近视：看不清远处的东西，象征着无意识对看起来混乱的未来感到恐惧，即未来是模糊的、不明确的。

白内障：特点是阴暗，严重时会完全失去视觉，象征着我们害怕当下或看起来显得很阴暗的未来。

老花眼：看不清近处的东西，象征着我们对看到存在的或不久的将来感到害怕。老年人常有这一"疾病"，与他们的记忆类似，因为他们越来越不记得近期的事物，反而清楚地记得很久之前的事物。它与死亡有很大的关系，意味着我们"不想看见"即将来到的死亡。

散光：看不清事物，因为它好像被"变形"了。这代表着很难有机会见到事物（或我们自己）出现在生命里的样子。

耳朵及其不适

耳朵是听觉器官，我们用它捕捉、接受、传送编辑后的声音。它与水行有关，可延伸为我们的起源，"创世"的声音就是宇宙第一个出现的事物。耳朵使我们与起源有一定关联，象征着永生与智慧（佛陀）。这可以理解为耳朵是我们倾听、融合、接受外来物能力的代表，因为它使我们可以倾听并理解。

耳朵不适，如耳鸣、自体耳鸣，部分、选择性或彻底耳聋等，都代表着我们无法理解，甚至抗拒发生在身边的事。如果是右侧耳聋，则与阴性（母性）象征有关；如果是左侧耳聋，则与阳性（父性）象征有关。这也证实了拉法埃洛的情况，他的右耳耳炎反复病发，因为他的母亲总是大喊，而孩子却无法承受这不间断的喊

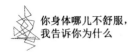
叫声。

口部及其不适

口部使我们可以喂养并表达自己，是外部与内在的开放之门，正是因为有了它，我们才能够接纳食物。依此延伸为接纳生命中代表精神食粮的经验。除此之外，它还有一个功能，是由内往外的功能。它是我们表达的开口，吐痰或呕吐象征着内在需要倾吐的事物。

口部既属于土行和消化系统（阴性），又属于金行与呼吸系统（阳性）。它使地能量（食物、经验）与天能量（空气、呼吸、理解）穿透我们赖以成为基础能量的大门。

口部属于土行与消化系统，对食物（养料）与心理（经验）营养有重要作用。而牙齿代表着在生命中咬下、咀嚼、摄取食物，接受以及消化事物过程的能力。这也解释了婴儿与老者不能或再也不能这么做的原因，那时他们只能吃得下液态食物，这是情感在心理上的代表。

口部不适代表我们很难咬下、接纳生命给予我们的。口腔溃疡、发炎、脸部或舌头被咬伤，都意味着我们对自己的提议，或说出来的感到不满足。它们在提醒我们自我教育或遇到的经验根本"不对我们的胃口"。这说明我们对新口味，也就是新想法、意见、经验很不满意，也可能意味着浸透、经验过多，还可以延伸成当下应该暂停。

鼻及其不适

鼻子是嗅觉器官，与金行有关，它是空气穿透身体的大门。正因为有了鼻子，我们才能感知气味，并且可以呼吸，空气、呼吸的能量（天）经由鼻子进入我们体内。所以，它吸收能量的层次比口部吸收生命中"物质"的层次更细致。嗅觉是味觉的"助手"，与它有直接的联系，给予它"厚度"、色调等。味觉与嗅觉关系密切，就像两眼的关系一样。

鼻子不适象征我们害怕进入自己之中的生命"细微"面，无论它与自己有关还是与他人有关。因为与之相关的是私密性以及对自己或他人私密信息的接受程度。比如，在性事里，为什么植物的、动物的或人体的气味都有非常重要的作用？而鼻窦炎、鼻塞、失去嗅觉会使我们接收不到"亲密"信息，我们闻不到。因为它们"气味不好"，使我们很不高兴。什么东西的"气味不好"呢？也许是排泄物、腐朽物，当然不会是花朵！这时就需要进行自我反问：我们生命中的什么东西腐朽了或正在腐朽？与之相关的是

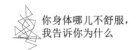
我们的态度、在心中培养的事物，或与他人的关系、给予事物的价值等。当我们想跟别人说"我没有听到过"或"我看不到"时，应该联系一下镜像效果，想一想那些我们不愿去闻或去看的，属于自己心中的哪个部分。

这些因气味或无气味产生的问题，象征着我们放任它们成熟或腐朽导致的怨念、辛酸、报复的欲望。此外，它们还是我们对生命中的某些现象感到恐惧的象征，这是动物的本能反应，因为生命也是死亡、排泄物、腐朽物，我们只是某些价值叠加在上面而已。但我们也许已经忘记了，粪肥与肥料是最新鲜的蔬菜与最美的花朵的催化物，所以死亡滋养着生命，是生命的转折点，而不是生命的终结。

喉部及其不适

喉咙是两种"管道"，即食道（物质性养分）与气管（空气），从中通过的身体部位。声带与扁桃体位于喉部，而人类必不可少的甲状腺位于喉咙前方，喉头空隙里。

食物要经过喉咙进入体内，进而穿透我们的身体。先区分固态食物与空气，然后把它们引导到适当的接受器，即胃或肺里，需要一个非常严谨的反射系统。当这个系统出现问题时，我们不是窒息，就是得吞气症。

声带是喉部的一部分，是口头表达的媒介与基础。话语、词汇或叫喊都得依赖它。所以，它与海关类似，是过滤并挑选入口和出口的大门。而甲状腺是主要腺体，它负责成长的均衡、人体的所有新陈代谢，以及我们身体的发展（身高、体重等）。

至于能量的层面，"喉部"脉轮位于喉咙，这一能量中心是自我表达、自我定位方式的中心。它象征着我们去认识与接纳可以使我们富足、滋润、成长之物的能力。此外，我们的创造性潜力也需要在这里表达。

喉部不适象征着我们的喉咙里存在一些问题或在接受某事时有什么是我们无法吞下去的。一旦我们对表达结果感到恐惧，或无法轻易表达自己的想法和感受，就会导致失声、咽喉炎、吞咽错误、吞气症，这是我们想要在"海关"把它们拦截下来的原因。这些不适象征着我们无法表达自己，包括优点或缺点等。例如，当我们说不出想说的话、做不到想做的事，就会出现甲状腺机能亢进（阳性）或甲状腺机能不足（阴性）。也许所有人都不理解我们，我们想不出让那些我们相信的事情"过关"的办法，我们担心自己想说的话无法被别人接受，担心说出口的力量或暴力。

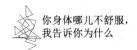

而无法表达的背后是风险和危机,我们因此而停下来,不受控制地想要表达。不顾一切的复仇欲望是阳性形态的表现,因无法自我表达而自我放弃是阴性形态的表现。

过敏

过敏是一种面对外界某些因素时的自卫反应,但表现得有些夸张。因为大多数情况下,这些因素没有任何威胁,却总被当作攻击者。我们"想象中的敌人"包括灰尘、花粉、尘螨、香味、水果等,为了将它们摧毁或排出,生理系统会产生激烈的反应。

当无法掌控充满危险的外部世界时,我们就会出现干草热、皮肤、消化道或呼吸道过敏症状。我们认为自己是被攻击者、受害者,一直处于防卫状态,但也会像圣女贞德一样反击,最终把攻击者驱逐出境。不管在面对其他人时发生什么,过度的防卫或反动态度是我们的第一个反射动作。此时,我们是积极的,并决定拼尽全力保护自己。因此,过敏几乎不可能演变成癌症。

囊肿与结节

有机液体的小集结被困在皮肤或有机组织里形成的肌肉就是囊肿或结节。大多数情况下,它对人没有害处,这些球或囊象征着硬化、情感记忆的胶着。

其象征我们想要保留、维护、加速某些内在伤口僵化。怨恨、无法忘记或接受生命中的暗礁、不可能放手的记忆死、接受不了的自我伤痕或挫败感，都可以通过囊肿或结节表现出来。它是自我的情感记忆，与之相关的可能是社会或职场的经历。如果知道囊肿或结节的位置，就可以进一步获取这类记忆的信息。

体重过重或增重

其代表我们缺少物质安全感，同时象征我们很难适应遭遇错失与匮乏的生命阶段。

此时，我们感受到的是第一种无意识的不安全感，而对失误的恐惧却很难感受得到。我们会有储备的需求，以此来应对"我们刚错失"或"不应再次错失"的情况。

与第二种不安全感有关的是外在世界。因为无法避开它、有完成不了的可能、在它面前显得渺小的恐惧，也促使我们去储备。此外，我们会因此与外在世界之间留有一定的厚度，通过肉与脂肪等进行自我保护。所以，胖人们总是很需要被保护，因为他们柔软而脆弱。

最后一种不安全感来自于隐藏在过度增重后自我表达的痛苦，因为它有一定的负面性，所以比前两种更危险、更严重。有

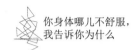

时，它表现为自我诋毁或自我惩罚。其结果是我们不但轻视自己的形象，还会常对自己说："看吧，你就是很差，长得不帅也不美，谁会喜欢你呢？"我们会通过这种方式来自我丑化。

令人意外的是，隐藏在这三种象征背后的竟然是一个相同的情结，即无法平衡与母亲（滋养）间的感情，所以借此补偿。如果补偿处在优先的位置，那么强调这一信息的方式就是进食的动力、暴食或厌食。

暴食

暴食具有强迫性，渴望吞咽食物，甚至控制不了。情况严重时，患者可能会通过催吐来恢复进食。而如果不及时治疗，会直接导致抑郁。

它象征着某种空虚需要被填满，通过不间断的进食来抑制忧伤，是我们与母亲——生命中最先喜爱我们，给予我们生命、爱情——关系的代表。我们与饮食的关系，会受到母亲以及她能够、她知道怎样给人以令人满足、补偿等深刻记忆的影响。

饮食可以补偿或奖励所有的紧张、挫败、失落、希望等。而可能导致强迫性、重复性或囤积性状况的是难以重新开始的恐惧和不确定性。

厌食

这与暴食恰好相反，不满足于母亲以及母亲滋养形象的情感关系。比如：母亲不在了、缺乏给养、不想要孩子、想要男孩而不想要女孩（或想要女孩而不想要男孩）等，都会影响与饮食的关系，可能对饮食失去兴趣，甚至使之成为令人反感的记忆。有时，厌食可能越来越严重，甚至使患者因营养不良而死亡。

腰痛

腰痛是后背腰椎感到疼痛或紧张。腰椎骨共有五块，分别对应着五行和每个个体生命的五个基本平面——伴侣、家庭、工作、房屋、国家（地区）。

如果我们处在一个无法接受或融入的时期，无意识的恐惧或对改变的排斥就会通过腰椎或腰部表达出来。因为我们的习惯或指标被这些改变震撼了，而这需要"抽搐"进行缓冲，然后才能被接受。

腰部也可能意味着我们无法接受来自家庭或职场的质疑，我们无法改变立场和对某种关系的态度。

坐骨神经痛

坐骨神经痛是离开脊柱的坐骨神经在腰间的刺痛感。它与腰

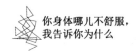
痛象征着同样的问题，可能会多一点儿更完整的信息。腰痛是区域性疼痛，代表普遍性的感受，而坐骨神经痛是轨迹性疼痛，甚至可能在脊柱与小指间流动。这是一种很精准的感觉，进一步表达了我们因为某些改变而无法排除、抛弃旧有模式。与坐骨神经痛有关的是足太阳膀胱经，它在能量上掌管排除旧有记忆，所以与它有关的是生命中接受改变的紧张，因为我们放弃了旧有信仰或习惯、旧有模式或思考模式，我们能从中获得某种均衡，以及物质与心理生活上有某种能满足我们的舒适习惯等。

头痛与偏头痛

其象征着我们无法接受某些给我们带来不适感或限制我们的想法与感受。由于紧张而产生的头痛或偏头疼，大多是因为压力、针锋相对、被某些不受欢迎的想法或外在限制所干扰。

如果头痛沿着头的某一边，从颈背一直延伸到太阳穴或眼窝边缘，而不是眼睛内部，此时是一种"肝胆性"的偏头痛。这种紧张很可能是情感性的或出现了某种情感问题，很可能与家庭或亲密的人有关。

如果头痛的位置在前方，它象征着排斥某个想法或执着于某个想法，与之相关的是工作、社会生活以及外面的世界对我们的要求。

头发

头发受水行掌控。压力、死亡、生命脆弱，事物的不稳定性等可能产生的强烈恐惧，都会引发头发掉落或褪色。曾经，仅男性因职场压力而大量掉发，而现在女性与男性同样在职场中打拼，因此也会掉发。

癌症、恶性肿瘤

癌症、恶性肿瘤是细胞在特定部位无限制地增生。如果发现及时，还可能在开始时就消除，否则它会进行转移。癌细胞背叛了有机体，并在血液系统中不断地游走，同时在身体的不同部位建立殖民地，逐渐破坏周围的细胞。

这种疾病会造成的严重后果令人不寒而栗，我想说一下疾病进程的主要特征：

失序开始时隐密、无意识且无痛感。

细胞指标的丧失导致了无限制的发展。

借助血液或淋巴循环来污染组织。

建立殖民地，并入侵组织。

通过接触区域的"破墙"来建立部落。

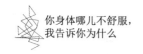
如果医疗手段不介入，将会导致自我毁灭，甚至走向死亡。

我们在前文中介绍过启动一切并准备疾病的心理程序。主体在情绪或感情方面遭受创伤（也许是二度受伤）时，会把创伤埋藏在心底，没有让真相恰当地表达出来，或是根本没注意自己受到的伤害，或者情况更严重，如指标失衡，信仰或其幻象的深层次毁灭。创伤就会不断入侵，并破坏内部结构，而这一破坏力将逐渐在他的心理结构中扎根。主体的内在成长会慢慢地丧失一切指标，对存在的结构来说，它是一种混乱且有自杀倾向的过程（与极少引发癌症的"过敏"程序相反）。生活的乐趣会被这些过程逐步侵占，且创伤记忆也会逐渐出现在情绪（循环系统）中，感受或情绪会逐步在人体内部埋藏地雷。当然，这是无意识的，隐密且无痛感的，直到一切"爆炸"并宣布胜利的那天。

由此可知，癌症是内部结构失衡后的毁灭，它表达的信息是关于最先发现癌症的区域的。有时候，它会转变成悔恨，或我们无法、不想结痂的，与负罪感有关的伤口。它是我们在生活的过程中，无意识失败后进行的自我惩罚。我究竟错过了什么？我惩罚自己的原因是什么？我为什么如此厌恶自己？

事实上，这是内在主宰能够发出的最后一声叫喊，因为其他的一切都以失败告终。

一 生理或心理残疾

残疾是一个很严重的问题，几行文字是阐述不清楚的，但我认为，为它寻求一个意义是必要的。即使对它们造成的困难、痛苦与问题没有实质性影响，但至少对我们有所帮助，无论你是否残疾，都不要把残疾视为宿命或命运，而应视为一种挑战，也许这样说有点过度、疯狂、痛苦或不公平，但事实就是如此。

残疾是神选择的结构限制，因为他想要实现生命之道。而有些结构限制会使人感到很困难或不痛快，我们在一个国家、一个家庭、一个文化或一个时代中出生，它们有的很轻松，有的很困难，这依据实验的需要而定。不管是出生时就有身体残疾，还是意外造成了身体残疾，都是降生选择的一部分。

即便如此，我也要赋予这一切意义。我们不需要被生命惩罚，当我看到那些认为我们是来赎罪的文字或想法时，会感到很气愤。要知道，残疾是障碍，而非惩罚。我们来阐述一下文字给予它的意义，其一，惩罚也许意味着我们并不"良好"。但众所周知，在比赛中，人们会给谁设置障碍？当然是能力强的人！生命既不

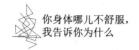
罪恶也不堕落，它在赐予时会考虑能力的因素，所以它之所以把艰难的任务交给我们，是因为它知道我们可以靠自己的能力（也需要）完成。它在给予我们挑战时，会考虑我们的能力，并带领我们完成超越。

所以，出生时就有的残疾来自先天，是业的记忆，而因意外导致的残疾是无意识的选择。它常受到生命的挑战，而这种生命是由强而有力的存在所选择的，它是一种必要的受用，被归类为向着和平、接纳与对生命的爱——对他的生命的爱，尽管它存在的身体部位是我们认为丑陋不堪的。这可以让我们对健全者看残疾者的眼光里也许存在的不舒服感有更多的理解，尤其是每天对生活抱怨不已的健全者。

生命给予的所有课程中，在我心里有一个很不安分的。有一段时间，我遭遇了很多困难。一天，我走在路上，心里被黑暗的想法充斥着，直到我和一位小女孩对视，她微笑着向我走来。突然，我被类似闪电般的情绪击中了，眼前的小女孩是黑人（像我的想法），而且双腿残疾（像我的某些关系上的问题）。虽然她安装了假肢，还拄着拐杖在走，但她给我这样一种感觉——即她有理由对生命产生质疑，但是她没有，反而让生活充满了喜悦与光辉。这是多么响的一记耳光！多有意义的一堂课啊！给我足够的灵感，理解生命的语言和信息。这是残疾给我上的一堂非常有意义的课。此后，会有一个残疾人士团体的作品目录定期邮寄给我，我得知他们梳头时会使用嘴或脚，因为他们没有或失去了双手，也可能是双腿。所以他们制作的所有画作或物品，都乘载着生命、质朴、爱与希望。

所以，残疾是让那些做出选择的人予以超越的出生选择，但也是所有"健全者"成长的机会。它使我们学会了爱、包容、接纳与谦虚……

下面，我将通过图 3-8 来归纳躯体与精神的互动。图中会显示人体不同部分和所有重要的象征轴线，希望你能找出各种不适所代表意义的方式。现在，我用一句中国谚语进行简单的总结：跌倒并不是脚的错。

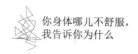
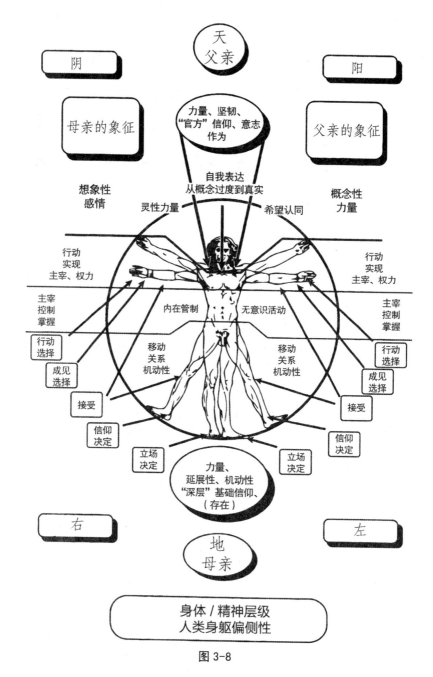

图 3-8

结语 ///

　　现在，我要为这本书写一个结语，也许说是一段引介更贴切。在本书中，我提出了多种不同的视角，我最希望它们可以为读者引介生命和生命中的信心。如果你的身体有某些想象与书里说过的相吻合，或者什么都不是纯偶然的想象，使人害怕或相信宿命，就如同炼金术士保罗·柯艾略说的"如果上天赐予我们未来的知识，则是因为它应该改变"，这要求我们必须要了解，如果生命通过身体的某部分出现问题这一方式不断与我们沟通，这一定是因为我们可以接收这一信息，并改变关系。

　　所有的进化都始于我们意识到它是什么和它可以做什么。这是一个必不可少的阶段，如果要启动，则需要我们理解内在主宰的信息。如果我们使他人或自己的痛苦简化，并说"都因为那些理由，因为这是他选择的生活"，其实被简化的是我们的生命，这是非常愚蠢的行为，会使宿命论的负面影响波及到主体的意识，从而导致主体无法改变深层记忆与无意识。所有人都无法评论自我及他人的降生与生命选择，也无法评断我们遵循"生命法则"，因为谁都不知道前后脉络。所有人各司其职，世界才会正常运转。修行者孟子常说："抛弃自己的田地，反而去抢夺别人田里的麦子，这是人最大的错误。"这句话有两个意思：第一个意思与"见到别人眼中的麦秆"相对应；第二个意思是一种常见的错误，即想要对他人做出改变或自以为是在帮助他们而替他们做事。对于交付给我们的生命，主体要担负最大的责任，如果能妥善管理，我们的影响力会很大，也许世界会因我们而改变。

即使我们有理解灵魂话语的自信，意识行为也无法消除身体的不适，就像奇迹不会发生一样。因为身体一直都是伴随意识觉醒的工作，深刻且真诚地反省我们在生命中的行为以及立场。我们除了接受某些痛苦的改变，以释放使我们产生痛苦的"坏"的浓缩能量，还应该接收各种信息及其象征，并一定要避免在"倾听自我及身体"与"只听自己的话"之间摇摆不定。

倾听自我及身体，是为接受内在主宰的信息做准备，进而改变并力求获得"成长"的时期，这与之前的结果刚好相反。因为我们可以和自己沟通得很融洽，所以紧张与痛苦就会越来越少地在生命中出现。我们在与外界交换时，也不会因想要缓解紧张、压力或负面情绪而烦恼不已，反而会越来越丰富且真实。

当开启解放程序，想通过逆转身体内部的事情来带领我们走向"治愈"时，会是一个很漫长的过程。有时，我们可以得到他人的帮助或治疗，比如朋友、医生、心理医生、治疗师、精神导师等，但唯一能治疗我们的人是我们自己。如果病情较轻，可以简单快速地痊愈，但如果病情严重，甚至被认为是无法痊愈的，治疗就会非常困难，但这都由我们心底深处决定，认为自己是否能痊愈。而这一决定是意识之外的产物，人性或情绪无法对其进行预测或给予理解。要知道，相信自己一定会成功的强烈愿望，会给我们的解放工作带来极大的帮助。还有最后一个元素，即位于我们内在深处，却无法被定义的事物。在这里，神奇的力量会出现，每天都让奇迹发生，这就是"生命"。

对于所有的一切，我们应深思并存留于身体中，就像在崎岖的生命之路上的一个出口，一座指路的灯塔。行走在前进的路上，希望所有人都能一切顺利。